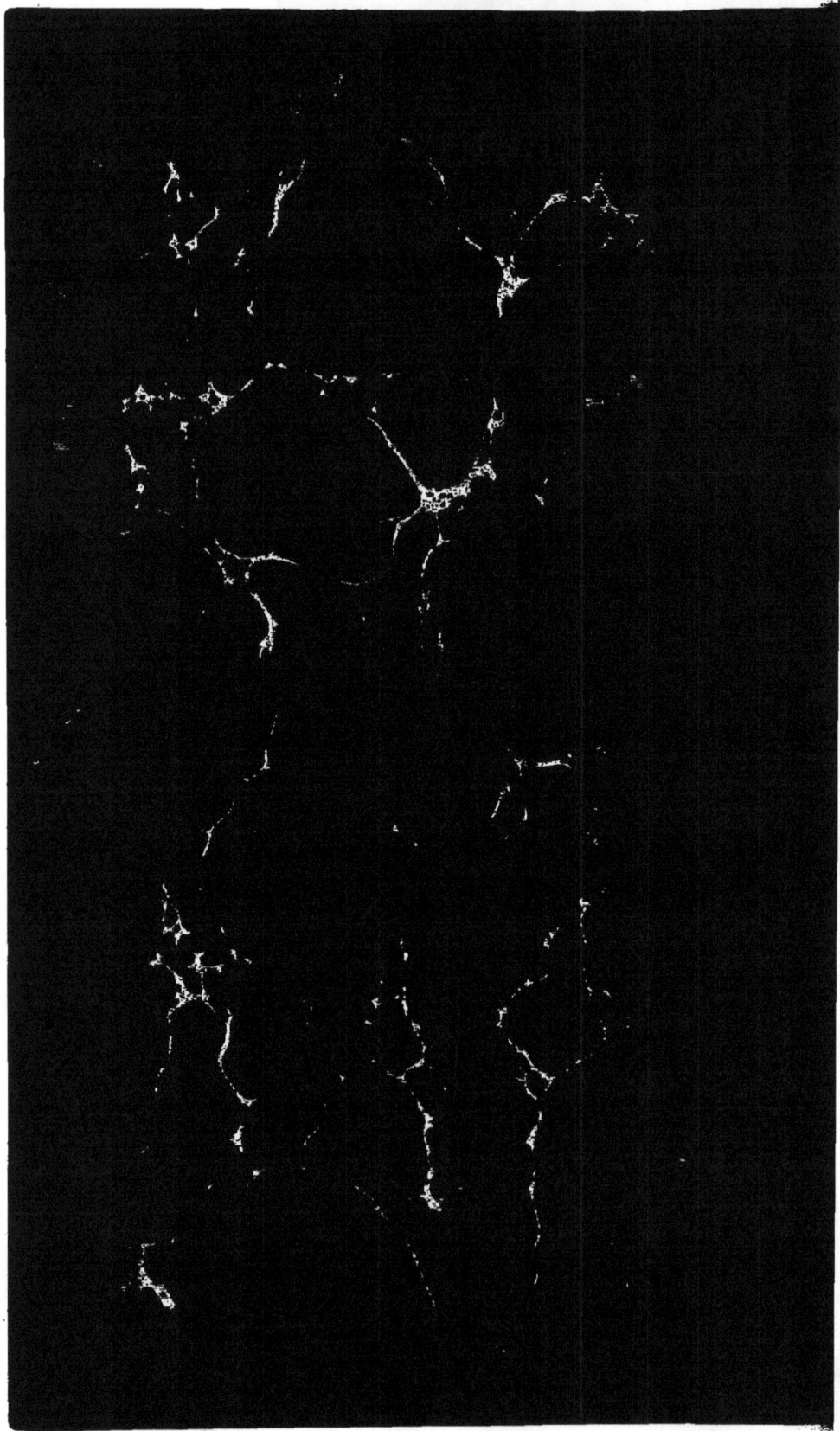

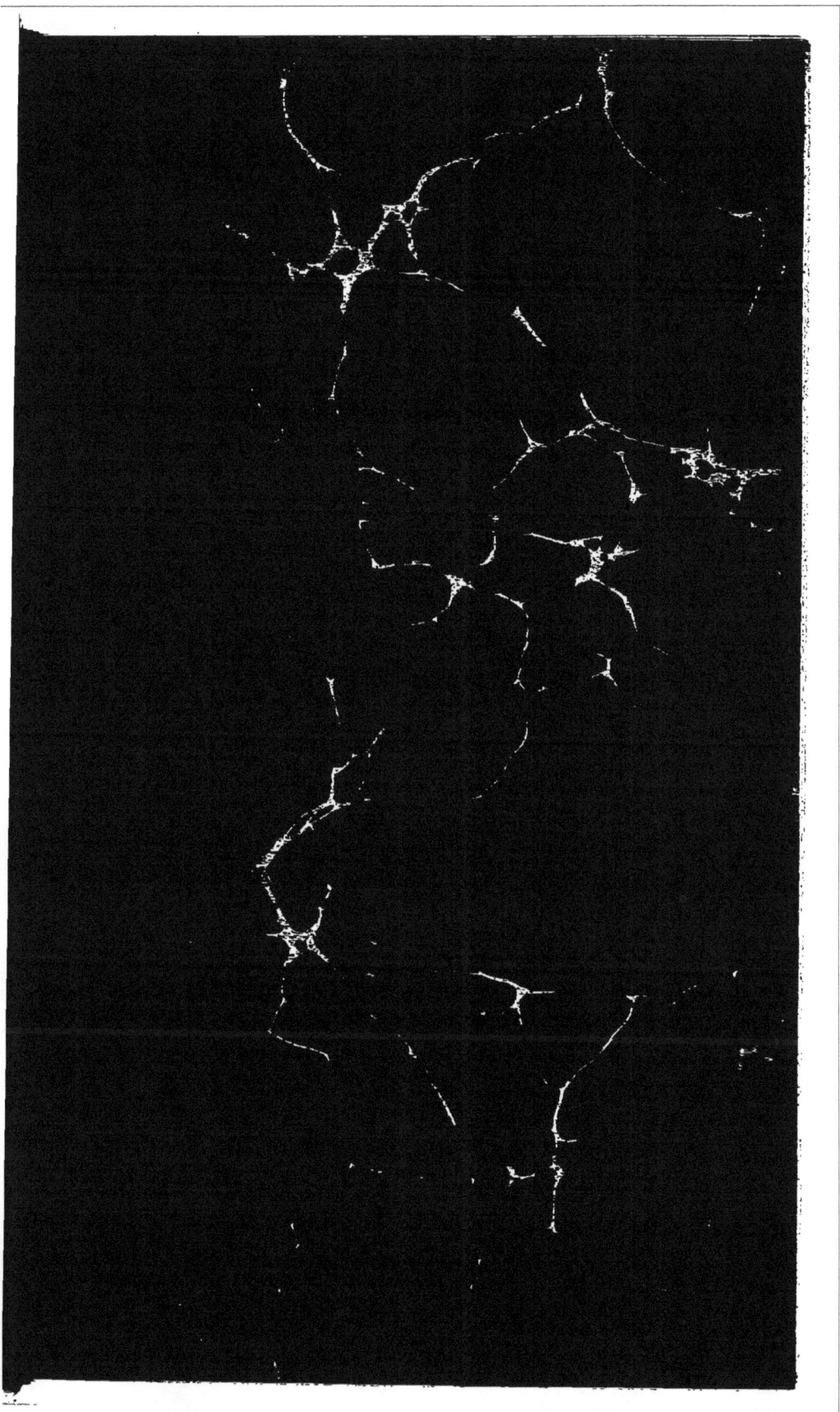

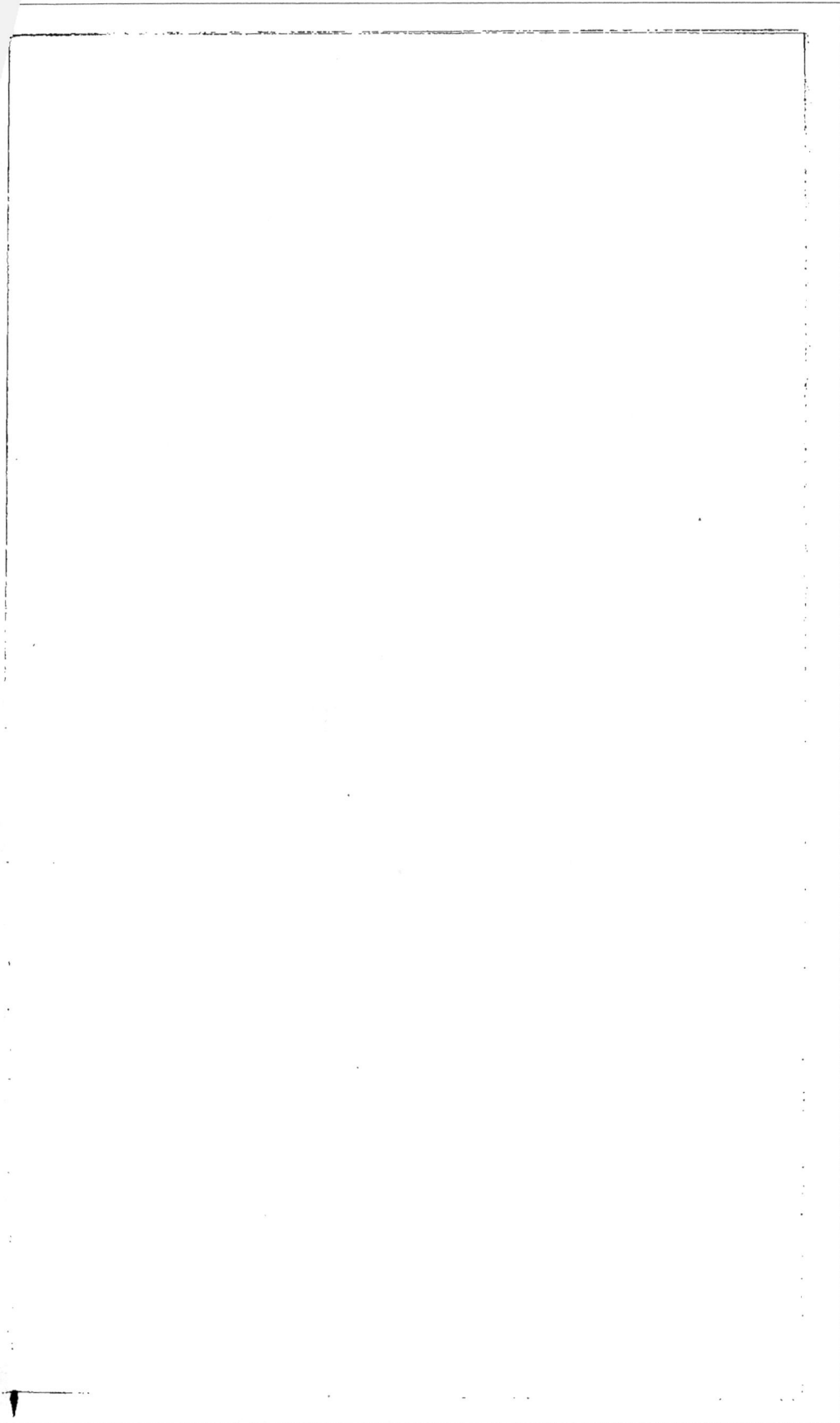

$$Ic \; ^{31}_{61}$$

T 2660
33. F n

MÉMOIRE

SUR

L'ÉDUCATION PHYSIQUE

DES ENFANS,

Qui a partagé le prix proposé par la Société royale de Médecine de Bordeaux, pour l'an 1821.

Par J.-M. LADEVÈZE,

DOCTEUR DE L'ANCIENNE UNIVERSITÉ DE MONTPELLIER,

MÉDECIN A BORDEAUX,

L'éducation physique de l'homme doit commencer avec son existence.

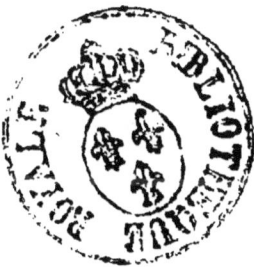

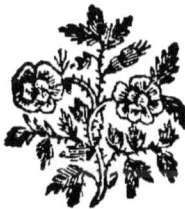

A BORDEAUX,

CHEZ P. BEAUME, IMPRIMEUR DE L'ÉCOLE DE MÉDECINE
RUE DU PARLEMENT, N.° 39.

1821.

Il suffit de la distinction honorable qu'a obtenu mon travail, pour espérer que sa publication pourra être utile à plus d'une mère de famille, et détruire quelqu'un des préjugés qui s'opposent à la bonne éducation physique des enfans. Ce motif me détermine à le livrer à l'impression, et me fait compter sur l'indulgence du lecteur.

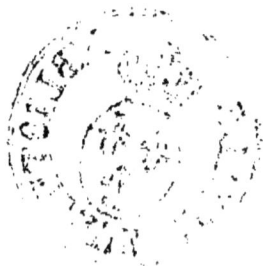

MÉMOIRE

SUR

L'ÉDUCATION PHYSIQUE

DES ENFANS.

§ I.er — *Motifs de l'ouvrage.*

Les tentatives faites jusqu'à ce jour pour mettre l'art de guérir à la portée de tout le monde, ont été manifestement nuisibles et à la science et au public. Les ouvrages écrits dans ces vues, tels que l'Avis au Peuple par Tissot, la Médecine domestique de Buchan, etc., etc., prouvent plutôt la philantropie que le discernement de leurs auteurs. Pour peu qu'on ait réfléchi sur l'étendue des connaissances qu'exige l'art de guérir, on doit être convaincu qu'il n'est pas à la portée du vulgaire, et qu'il ne saurait être exercé convenablement que par ceux qui en ont fait l'objet particulier de leurs études ; il faut de même qu'ils aient été doués par la nature de cette aptitude singulière qui forme et distingue le vrai médecin. Cependant que de gens qui, sans aucune déférence, en présence même de l'homme chargé par état de diriger les malades, prennent l'initiative, donnent hardiment leur avis que le médecin se trouve souvent, par égard, obligé de discuter, et cela dans un dialecte qu'ils ne sauraient entendre; car il faut être versé dans une science pour en connaître le langage : heureux s'il n'est pas contrarié dans ses vues de guérison par les commères de tous les genres, même par les gardes-malades! Ces abus ont été de tout temps vainement combattus par les médecins, et l'on aura sans doute encore long-temps à gémir sur cette espèce de fléau social.

D'après ces observations, il va paraître incongru, dangereux même de faire, sur l'éducation physique des enfans, un ouvrage de médecine qui soit à la portée des mères de famille et des personnes chargées de donner les soins nécessaires à la première enfance; mais qu'on se rassure, celui-ci n'aura aucun des inconvéniens qui résultent des livres de médecine populaire : quoique principalement du ressort des médecins, il n'est pas un ouvrage de médecine proprement dite, c'est un traité d'hygiène infantile, ou plutôt c'est une indication des moyens les plus propres à conserver et à développer le physique des enfans. Ceux qui se sont occupés d'économie animale et particulièrement de celle de l'homme, pourraient, sans être médecins, traiter avec succès cette matière : car on doit se borner ici à ce qu'exige la conduite de l'enfant en santé; tout ce qui concerne l'état maladif est exclusivement réservé aux médecins; mais les mères, les nourrices, les sages-femmes ont besoin d'être éclairées par des instructions à leur portée, et alors elles peuvent, sans sortir du cercle de leurs attributions, être de la plus grande utilité.

Cette époque de la vie confiée à leurs soins est peut-être de toutes la plus importante : les ressorts de la conduite à venir de l'homme sont entre leurs mains : c'est d'une mère que les passions et les affections naissantes reçoivent leur direction par celle qu'on imprime à la croissance des organes encore tendres et flexibles ; c'est par elle que se développent les germes de l'intelligence, quand elle ne contrarie pas l'accroissement régulier du cerveau ; c'est d'elle enfin que procède tout ce qui est bon et grand dans le caractère, puisque c'est elle qui formera une bonne constitution physique dont l'influence sur le moral est si puissante, et qui s'étendra sur les générations suivantes, si on agit sans interruption dans un système uniforme et bien combiné.

On a observé avec raison qu'il existe de bons
ouvrages sur cette matière, et je crois qu'il serait
difficile d'ajouter quelque chose de vraiment
utile à ce qui a été dit jusqu'ici; mais c'est dis-
séminé dans une foule de livres surchargés de
raisonnemens et de citations scientifiques, trop
diffus pour qu'ils soient lus avec fruit par les
mères et par les nourrices : il leur faut des préceptes clairs, succincts, faciles à mettre en pratique, et réunis dans un cadre resserré; il faut
sur-tout qu'elles nous en croient sur parole, car
elles ne sont pas en état de juger les raisons
physiologiques ou autres dont on pourrait ac-
compagner et étayer les règles de conduite qu'on
leur donne : cela n'appartient qu'au savoir et à
une longue expérience. Si cet ouvrage, fait dans
ces vues, atteint son but, il ne peut manquer
d'avoir les plus heureux résultats : les mères en
suivront les préceptes avec confiance, puisqu'ils
auront eu l'assentiment de médecins éclairés;
et indépendamment de l'utilité qu'elles en reti-
reront pour leur propre compte, leur exemple
entraînera la classe du peuple qui ne lit pas,
et la fera renoncer aux préjugés et aux usages
routiniers qui lui sont si préjudiciables.

On divise l'enfance en deux périodes : la première comprend les sept premières années, et
c'est de celle-là que nous nous occuperons avec

le plus de détails. Après le premier septénaire, les enfans passent, en partie du moins, sous la direction des instituteurs et des institutrices ; alors commence l'institution morale, sans que l'éducation physique puisse être considérée comme finie ; elle n'est terminée qu'à la puberté, c'est-à-dire, vers le second septénaire (14 ans).

§ II. — *Grossesse.*

Cette première éducation doit-elle commencer seulement à la naissance, ou doit-on la faire remonter plus haut? Quoique soustrait en apparence à l'impression des causes externes, l'*embryon*, aussitôt qu'il a reçu la vie, est sous l'influence de tout ce qui peut affecter vivement le moral ainsi que le physique de la mère, surtout dans les premiers temps de la conception. Ainsi, dès qu'une femme soupçonne d'être enceinte, elle doit diriger toutes ses affections uniquement sur le dépôt précieux qui lui a été confié. Ici commence l'éducation, ici se posent les fondemens de la ruine ou de la prospérité de l'enfant : il naîtra vraisemblablement fort ou faible, selon que la grossesse aura été plus ou moins heureuse. Dans le premier cas, il résistera avec facilité aux accidens qui pourront entourer son berceau, et sa santé sera raffermie par une

éducation bien entendue : dans la seconde supposition, la durée de son existence étant bien
plus problématique, il sera nécessaire de re-
doubler de soins et d'attention ; car on ne doit
jamais désespérer d'un enfant qui naît faible :
combien, en effet, n'en voit-on pas se fortifier
et acquérir une très-bonne constitution par des
soins bien dirigés et constans ? On compte plusieurs grands hommes qui étaient nés dans un
tel état de faiblesse, qu'on désespérait de leur
vie ; ils sont cependant parvenus à une grande
vieillesse, et ont illustré leur carrière par leurs
ouvrages et par les services importans qu'ils ont
rendus à la société.

Qu'une femme grosse se persuade en outre
qu'elle a un intérêt direct et personnel à ce
que l'*enfant embryon* n'éprouve aucun trouble
dans son existence, quoique encore seulement
végétative. Les causes morbifiques, en attei-
gnant le fœtus, en le faisant languir, quelquefois en lui causant la mort, compromettent la vie
de la mère ; car il faut qu'elle se débarrasse par
l'avortement ou par une fausse couche, et non
sans quelques dangers, de ce qui, naguères,
faisait partie d'elle-même, mais qui lui est
devenu, par sa mort, étranger, même nuisible.

Une femme dans l'état de grossesse doit se
garantir de toutes passions violentes, user d'ali-

mens doux, mucilagineux, nourrissans; éviter les excès du vin et des liqueurs; résister, autant que possible, aux bizarres envies des choses mal-saines; ne pas faire des exercices violens; porter des habits aisés qui ne puissent s'opposer aux développemens de l'enfant. Les habits étroits ont encore l'inconvénient, s'ils gênent la poi-trine, de déformer le mamelon en le faisant entrer dans le corps de la mamelle; et une femme grosse, devant se disposer dès-lors à nourrir son enfant, doit prendre les moyens propres à rendre cette fonction aisée, en por-tant jusqu'après ses couches, si sa conformation l'exige, des mamelonnières ou des étuis d'ivoire, de buis, ou mieux de gomme élastique. Est-elle d'une constitution faible, existe-t-il en elle quelque vice humoral héréditaire, ou quelque affection maladive habituelle? elle doit alors consulter son médecin, suivre le régime qu'il prescrira, prendre les remèdes convenables pour raffermir sa constitution et en donner une bonne à son enfant, en le nourrissant de son lait, afin de ne pas lui préparer des regrets d'avoir reçu la vie.

Les peuples civilisés accordèrent dans tous les temps beaucoup de considération aux femmes grosses; on savait qu'elles portaient dans leur sein l'espoir de la patrie. Ce n'est donc plus elles seules qu'elles doivent avoir en vue dans la manière de se conduire; elles sont responsables du nouvel être déposé dans leur sein, jusqu'au terme où il doit voir le jour. Alors il s'ouvre pour elles une nouvelle carrière; leurs obligations se multiplient, leurs soins, dont le but est toujours le même, la conservation de l'enfant, sont d'une autre sorte, sans être ni moins nombreux ni moins essentiels. Nous allons les leur tracer tels que la nature et la saine expérience les indiquent.

§ III. — *Naissance.*

A peine sorti du sein de la mère, l'enfant annonce par ses cris qu'il est vivant, et que le *milieu* (1) nouveau dans lequel il se trouve jeté lui fait éprouver, sinon de la douleur proprement dite, des sensations au moins insolites. Quand l'enfant naît faible, ou qu'il a souffert par la prolongation de l'accouchement, il est de couleur livide; sa respiration s'établit avec peine; il ne pousse aucun cri. En ce cas, on doit tarder un peu à couper le cordon ombilical,

(1) On entend en physique et en médecine par *milieu* ce qui entoure un corps : l'air, l'eau, sont des milieux dans lesquels les corps peuvent être plongés; l'enfant, dans le sein de sa mère, est dans un *milieu* aqueux; dès qu'il est né, il se trouve dans un *milieu* aérien.

exciter la sensibilité en soufflant du vin chaud sur son visage, en frictionnant avec des spiritueux tout le corps, et principalement le creux de l'estomac : on dégage avec une plume la bouche et les narines des glaires ou des mucosités qui les engouent. On peut sans inconvénient mettre en usage la succion des mamelles de l'enfant; elle est peu usitée, quoique plusieurs accoucheurs la recommandent; et il est possible que l'irritation, occasionée par cette espèce de pompement, puisse mettre en jeu l'organe de la respiration : on parvient ainsi avec un peu de persévérance à conserver des enfans qui présentaient en naissant les apparences de la mort. Quant à ceux qui naissent avant le terme, il faut imiter la nature, c'est-à-dire les tenir dans une température égale à celle du corps de la mère, en les environnant d'une vapeur humide et chaude, les couchant sur des lits mollets, leur faisant sucer ou avaler de temps en temps d'un liquide mucilagineux, tel que de l'eau tiède légèrement gommeuse et sucrée, ou imprégnée de miel ou d'un peu de gélatine, du lait coupé ou de celui de sa mère. Ceux qu'on a conservés par ces procédés sont demeurés dans une espèce d'assoupissement jusqu'au terme où ils auraient dû venir naturellement au jour. Alors ils se sont agités avec plus de force, comme s'ils avaient voulu naître; la respiration, jusqu'alors presque insensible, devient entière, et on peut dire qu'ils entrent dans une vie complète.

§ IV. — *Ligature du cordon ombilical.*

On pourrait se dispenser de dire, tant la chose est triviale, qu'après avoir lié avec un fil à plusieurs doubles le cordon ombilical à trois ou quatre pouces du ventre, on le coupe au-dessus de la ligature : cette espèce d'appendice, enveloppée d'un linge fin, doit être courbée et retenue sur le ventre avec un petit bandage de corps, jusqu'à ce qu'elle se détache naturellement : ce qui a lieu vers le sept à huitième jour. L'espèce de cicatrice qui reste est ce qui s'appelle ombilic.

§ V. — *Préjugés à cet égard.*

Dans ce temps où l'heureuse découverte de la vaccine rend la petite-vérole moins commune, en attendant l'époque désirable où elle aura totalement disparu avec le préjugé qui la conserve et la propage encore; dans ce temps, dis-je, il est moins important d'observer que c'est une erreur de croire qu'on préserve l'enfant de la petite-vérole, en pressant dès l'instant de sa naissance le cordon ombilical, de manière à refouler vers le placenta (ou délivre, ou lit) le sang qu'il contient, pour l'empêcher de communiquer avec celui de l'enfant. On doit être convaincu que la petite-vérole n'est pas une maladie dont on porte le germe en naissant; mais qu'on la contracte par contagion, ainsi que la galle, la peste, etc. Cette manœuvre d'ailleurs serait-elle capable de changer une disposition innée?

§ VI. — *Soins à donner à l'enfant naissant.*

Laissons la mère entre les mains de l'accoucheur pour lui donner les soins convenables, jusqu'au moment où l'on se soit assuré qu'il n'y a point d'accidens fâcheux à craindre résultant de l'accouchement, et revenons à l'enfant. On a dû le recevoir au sortir du sein de sa mère dans un linge sec et chaud ; on s'occupe à le dégager de la mucosité dont sa peau est couverte avec de l'eau tiède, légèrement animée d'un peu de vin ou d'eau-de-vie, ou de quelque liqueur spiritueuse (alcoholique) aromatisée : ces lotions seront répétées journellement jusqu'à ce que toute cette crasse qui adhère à la peau soit emportée (1).

---

(1) J.-J. Rousseau veut qu'on n'emploie que de l'eau pure, parce que, dit-il, la nature n'a point fait de liqueurs fortes : cette raison est bien faible.

Chaque pays a ses usages particuliers à cet égard, tels, par exemple, que de frotter le corps avec de l'huile ou du beurre frais, puis de le laver avec de l'eau savonneuse mêlée d'un peu de vin ou d'eau-de-vie, quelquefois avec de la bière ; toutes ces pratiques sont à-peu-près indifférentes, pourvu qu'on n'emploie rien qui puisse irriter et crisper une peau aussi délicate que celle d'un enfant naissant, comme de le plonger dans un bain de vin chaud : cette liqueur spiritueuse (alcoholique) est capable d'enflammer l'organe cutané, de supprimer la transpiration, et de donner lieu à de graves accidens. On est aujourd'hui si fort revenu de ces erreurs, que plusieurs accoucheurs estimables enduisent avec du beurre frais tout le corps après qu'il a été lavé : ce moyen, employé pendant quelques jours, peut avoir son utilité ; mais il faut journellement enlever l'enduit de la veille, de peur qu'il ne rancisse et ne devienne irritant. On examine ensuite si l'enfant est bien conformé ; et dans le cas d'accouchement laborieux, s'il y a quelque membre luxé ou fracturé, s'il y a des ecchymoses, etc., afin de porter les secours convenables. Mais ceci est hors des attributions de la mère et de la sage-femme ; l'homme de l'art doit être appelé pour remédier aux accidens qui ont lieu.

§ VII. — *Bains froids pernicieux*.

Loin de nous l'usage de laver l'enfant avec de l'eau froide ou de le plonger dans un bain d'eau froide aussitôt après sa naissance ; c'est toujours nuisible lorsqu'il est né faible : on a vu des enfans périr de convulsions par l'impression d'un trop grand froid. Cette pratique, préconisée par des hommes auxquels les talens et la célébrité avaient donné une grande influence sur l'opinion publique, a été prise dans les coutumes des habitans du Nord ou de quelques hordes sauvages ; mais elle a été reconnue funeste et est à peu près généralement abandonnée : l'enfant, au sortir du sein de la mère, où, dans une douce chaleur, il a subi une espèce d'incubation, a besoin encore long-temps de cette même température : une conduite opposée expose ces êtres faibles et délicats à une foule de maux que les mères et les nourrices peuvent prévenir par des soins bien dirigés, mais qu'elles ne doivent pas se charger de traiter quand ils sont survenus. Qu'on ne nous objecte pas quelques exemples favorables à la pratique que nous blâmons ; nous les taxerions d'heureuse témérité, bien convaincus que dans le plus grand nombre de cas les enfans en sont victimes.

§ VIII. — *Ancienne coutume de saupoudrer les enfans naissans avec du sel.*

L'ancienne coutume de saupoudrer les enfans naissans avec du sel ou avec d'autres poudres toniques, dans la vue de les fortifier, est entièrement perdue ; il en résultait souvent une inflammation de toute la peau : nous n'en parlons ici que pour prévenir contre toute pratique analogue.

§ IX. — *Manière de les emmaillotter.*

Dès que l'enfant naissant est nettoyé et bien essuyé, il doit être plié dans des langes secs, légèrement chauffés ; il ne faut pas l'y serrer de manière à gêner la liberté de ses membres, ni les mouvemens de la respiration : on le couvrira de manière à ce qu'il soit tenu dans un degré de chaleur modérée ; la tête, après avoir été soigneusement lavée avec de l'eau de savon tiède, sera pareillement bien couverte ; et si c'est en hiver, on mettra une pièce d'étoffe de laine sur la fontanelle, c'est-à-dire, sur cette partie du haut de la tête qui est molle, au-dessous de laquelle on sent les mouvemens du cerveau, parce que l'ossification n'y est pas encore faite. Il est possible qu'il y ait encore des sages-femmes assez bornées, ou assez imbues de vieux préjugés, pour pétrir la tête des nouveaux-nés, dans l'intention de lui donner une forme soi-disant plus convenable. On doit s'opposer à cette pratique meurtrière ; la tête n'a aucun besoin d'être travaillée, même après des accouchemens laborieux, où l'on peut supposer qu'elle a été comprimée au passage : la nature seule la rétablira dans son état naturel ; il s'agit de ne pas la contrarier.

Nous croyons superflu de proscrire toute espèce de maillots, c'est-à-dire, ces longues bandes dont on entourait et serrait très-étroitement les enfans depuis les épaules jusqu'aux talons ; grâce aux lumières du siècle présent et aux philantropiques observations des médecins et des hommes instruits, cette coutume barbare ne se retrouve que rarement, et dans des lieux éloignés des villes : vainement on voudrait observer, en faveur de ces maillots ou bandes, que, légèrement serrés, ils conservent mieux la chaleur que ne font les couvertures ou les langes tenus d'une manière trop lâche : les maillots ou bandes ont toujours le grand inconvénient, parmi bien d'autres, de gêner les mouvemens des jambes, de s'opposer à leur libre flexion, et toujours ils font le tourment de ces frêles créatures ainsi garrottées. On aurait dû s'en apercevoir bien plutôt, soit à leurs pleurs, soit aux marques de satisfaction qu'ils donnaient quand on les laissait quelques momens en liberté ; cet état de gêne contrarie singulièrement leur accroissement et leur développement.

Leur couche ne doit être ni de plume, ni de duvet, mais de crin ou de balle d'avoine ; elle inclinera de la tête aux pieds, la tête de l'enfant sera posée un peu sur le côté, afin que les glaires ou la bave qui se forment dans la bouche puissent s'écouler par la commissure (ou angle) des lèvres ; on le couchera tantôt sur un côté, tantôt sur l'autre : quand on le levera, on soutiendra sa tête, qui, dans les premiers temps, ne peut être maintenue par les muscles encore faibles.

§ X. — *Surveillance.*

L'enfant ainsi disposé dans son berceau doit y être laissé tranquille pendant quelques heures, afin qu'il s'accoutume à sa nouvelle manière d'être ; mais on observera de temps en temps l'état où il se trouve ; on vérifiera si le cordon ombilical donne du sang, soit parce que la ligature serait dérangée, soit parce qu'il se serait rompu : cette hémorragie, laissée à elle-même, pourrait être funeste ; on y remédierait en rétablissant la ligature, ou en mettant sur la plaie

de l'amadou ou un bourrelet de charpie, ou
par des poudres styptiques que l'accoucheur
indiquera, selon l'importance de l'accident.

§ XI. — *Filet ou frein de la langue trop avancé.*

Les enfans naissent quelquefois, mais rarement, avec le filet ou frein de la langue trop
avancé; alors elle est figurée à peu près comme
la partie la plus large d'un cœur de carte à
jouer; ses mouvemens sont gênés, l'enfant ne
peut pas téter aisément; dans la suite la mastication et la parole seraient gênées; il faut donc
le couper; mais cette opération doit être faite
par un homme de l'art, qui se servira de ciseaux
bien tranchans, à pointe mousse : on doit s'opposer à ce que les sages-femmes le déchirent
avec les ongles, ce qu'elles font souvent sans
nécessité, et pour se donner de l'importance :
il se forme à ces déchirures des ulcères difficiles
à guérir; d'ailleurs cette opération peut être
suivie d'un ptyalisme (salivation) rebelle, et
même d'une hémorragie mortelle : quand cette
section est trop prolongée, les enfans peuvent
être étouffés par leur langue qui se replie vers
le gosier; le filet empêche ce renversement.
Il arrive quelquefois que les enfans ne tétent
pas parce qu'ils ont la langue appliquée, comme
collée au palais; alors on la détache avec une

spatule, ou avec le manche d'une cuiller, et l'enfant auquel on met de suite le mamelon dans la bouche le suce presque aussitôt.

§ XII. — *La mère, dans l'ordre de la nature, doit nourrir son enfant.*

Il n'y a pas de doute que si les préjugés les plus funestes, les objections les plus futiles, les considérations les plus vaines n'étouffaient le cri de la nature dans le cœur des femmes qui viennent de donner le jour à un enfant, il ne s'en trouverait pas qui voulussent renoncer à la douce satisfaction de remplir le devoir sacré qu'elles contractent en devenant mères, celui de nourrir elles-mêmes leurs enfans. Qu'elles ferment donc les oreilles à ces fatales insinuations; et si l'intérêt de leurs enfans ne les touchait qu'à demi, qu'elles consultent du moins le leur propre; qu'elles redoutent les effets de cette liqueur qui se filtre dans leur sein après la couche : douce et bienfaisante, source de plaisir et de jouissance quand on la laisse à son cours naturel, elle cause les plus grands ravages si on l'en détourne, ou si elle croupit dans ses canaux, ou que, par des métastases (1) sur des

_____

(1) Métastase veut dire, en médecine, changement d'une maladie en une autre, ou transport de la cause qui l'occasione d'une partie sur une autre plus essentielle à la vie.

organes essentiels à la vie, il s'établisse des affections maladives très-souvent dangereuses, comme fleurs blanches rebelles, phthisies consomptives, engorgement des glandes, squirrhes, cancers, dont les douleurs déchirantes font invoquer la mort comme une faveur du ciel et le terme de souffrances intolérables : en succombant ainsi aux conséquences d'une démarche inconsidérée, ces malheureuses mères laissent souvent des enfans dans le vague de la vie sans secours pour soigner leurs premiers ans, sans guide pour diriger leur jeunesse, et sans objet sur lequel ils puissent arrêter leurs premières affections.

Toutes les femmes qui ne nourrissent pas, n'éprouvent pas sans doute un sort aussi déplorable; cependant on ne saurait se dissimuler la fréquence de ces sortes d'accidens : car, quel est celui qui n'a pas à regretter ou une épouse ou une mère, ou quelques parens, victimes des maux causés par cette erreur de conduite, et qui n'ait vu le jour de la naissance d'un enfant, époque de joie et de bonheur, se changer bientôt en jour de deuil et de larmes?

Après avoir reçu la vie, le premier bien que l'enfant doit attendre de sa mère est une bonne éducation physique, dont la base est certainement une nourriture adaptée à la faiblesse des organes de l'être naissant ; et cette nourriture, c'est le lait de la mère. L'art a vainement tenté de suppléer parfaitement à ce premier lait, nommé par les médecins *colostrum* ; il diminue bien un peu les inconvéniens d'un lait ancien et trop nourrissant, mais rien ne peut dédommager le nouveau-né du premier lait, non plus que des caresses d'une mère tendre, et de la douce influence de la chaleur du sein maternel.

§ XIII. — *La mère ne doit pas toujours nourrir son enfant.*

Le devoir imposé à toutes les mères de nourrir leurs enfans ne saurait quelquefois être rempli sans de graves inconvéniens ; il est des circonstances où la santé des uns et des autres exige que l'enfant soit confié à une nourrice étrangère. Mal à propos J.-J. Rousseau a dit : *Un enfant n'a pas de nouveau mal à craindre du même sang dont il est formé ;* l'observation et l'expérience ont prouvé le contraire. Personne ne disconviendra que bien souvent, indépendamment de ce que la conformation et la faiblesse de la poitrine sont un obstacle à ce que les mères nourrissent elles-mêmes, elles ne le doivent pas lorsqu'elles sont affectées de quelqu'un des vices scrophuleux, dartreux, vénérien, scorbutique ;

quand elles sont sujettes à l'épilepsie, à des passions violentes : elles s'exposeraient à communiquer ces maladies à leurs nourrissons. On a vu souvent le lait d'une femme d'ailleurs bien constituée en apparence, mais portant quelqu'un des vices ci-dessus désignés, sans qu'on le soupçonnât, donner à leur nourrisson des convulsions que rien ne peut calmer que le changement de lait. J'ai été témoin de deux faits semblables : les enfans pris de convulsions par la mauvaise qualité du lait, en furent délivrés de suite par celui d'une autre nourrice; mais ils demeurèrent, l'un paralysé des extrémités inférieures, l'autre affecté de la danse de St. Guy. Dans ces cas, les mères n'ont d'autre parti à prendre, pour diminuer le malheur où elles se trouvent de ne pouvoir allaiter leur enfant, que de faire choix d'une bonne nourrice, ou de les nourrir à la fiole, afin d'être plus à portée de lui donner les soins maternels : hors ces cas, une femme, en nourrissant son enfant de son lait, trouve beaucoup d'avantages; le temps de sa couche est moins long et moins orageux, la fièvre de lait n'a pas lieu ou elle est fort légère, et on évite les accidens tels que ceux que nous venons d'indiquer, qui sont très-souvent la suite du non allaitement.

Cependant la faiblesse de la constitution seule

n'est pas une raison suffisante pour se dispenser de nourrir, ou du moins pour ne pas l'essayer. Quelquefois l'allaitement rétablit la constitution et préserve d'une foule de maux; dans le cas où le lait ne serait pas assez abondant, on s'aiderait de bouillies faites convenablement : cela vaudrait mieux que de se confier à une nourrice, ou même que l'entier allaitement artificiel : une foule d'exemples prouvent que des femmes, en apparence très-faibles, taxées même de pulmonie, ont allaité avec beaucoup d'avantage pour elles et pour leurs enfans. Pourquoi, dans le doute, n'essayerait-on pas? on sera à temps de recourir à une nourrice, ou à tout autre moyen de nourrir, si, malgré les précautions convenables, l'allaitement fatigue la mère ou ne prospère pas à l'enfant.

Je crois que c'est ici le cas de rassurer les femmes sur les craintes qu'elles ont souvent de voir disparaître les agrémens de la gorge par suite de l'allaitement : l'expérience a appris que la suppression forcée du lait au moment où il gonfle les seins par sa grande affluence, flétrit cent fois plus cet organe, que si on le laissait à sa fonction naturelle, qui est l'allaitement. Dans la Géorgie toutes les femmes nourrissent, elles entretiennent si bien par-là leurs attraits, qu'à l'âge de 40 ans elles sont encore de la plus

grande fraîcheur, et conservent leurs belles
gorges.

A ces avantages physiques que la mère et
l'enfant retirent de l'allaitement maternel, nous
ajouterons ceux qu'y trouvent en général les
liens de la société naturelle dont le relâchement
trop commun peut être attribué, avec fonde-
ment, au peu d'empressement que mettent
beaucoup de mères à nourrir leurs enfans : l'affection particulière et réciproque de la mère et
de l'enfant ne peut qu'y gagner ; car une mère
qui en est éloignée voit nécessairement décroître
sa tendresse, ce sentiment n'est plus entretenu
par la continuelle sollicitude qu'exigent les soins
nécessaires au nourrisson ; celui-ci, de son côté,
entraîné par les caresses que lui prodigue à chaque
instant sa nourrice, lui doit et lui donne, avec
son premier sourire, sa première affection : ce
que solliciterait en vain la mère qui s'est bornée
à le mettre au jour ; ce ne sera que par la longue
habitude, et par la continuité des soins qu'il
en recevra dans la suite, qu'il prendra pour elle
de l'attachement, sans cependant oublier la
première impression : ne voit-on pas en effet
journellement l'enfant laisser sa mère pour courir à sa nourrice lorsqu'il la revoit même après
un temps assez long : cette espèce de mortifi-
cation qu'éprouve la mère en ces circonstances

devrait suffire, ce me semble, pour lui donner de vifs regrets d'avoir confié, sans motifs suffisans, son enfant à une étrangère, et pour la décider à surmonter les fatigues et la sujétion inséparables de l'allaitement pour le premier enfant dont elle deviendra mère.

Quoique nos mœurs soient bien différentes de celles des anciens Grecs et des Romains, il ne sera pas inutile, je crois, de rappeler ici que, chez ces nations, les mères qui ne nourrissaient pas leurs enfans perdaient toute espèce de considération : il ne s'en trouvait presque jamais d'assez peu délicates pour se dispenser de ce devoir. Démosthène rapporte qu'une femme citoyenne fut accusée en justice parce qu'elle s'était louée pour nourrir un enfant étranger ; elle ne se disculpa de l'accusation qu'en alléguant la misère et la famine qui l'avaient réduite à la bassesse de cette condition. César reprochait aux dames romaines de porter des singes et des chiens sur leurs bras au lieu d'enfans. En Chine, une des principales conditions pour faire admettre une femme dans quelque emploi un peu considérable, est qu'elle ait nourri de son propre lait tous ses enfans ; et aujourd'hui en Hollande et en Allemagne toutes les femmes se font honneur en nourrissant leurs enfans. Les Françaises du 19.e siècle se montreraient-elles moins sensibles

à un point d'honneur si bien placé, et seraient-
elles sourdes à la plus admirable de toutes les
inspirations de l'instinct?

§ XIV. — *Premier allaitement.*

Quelques heures après l'accouchement, quand
la mère et l'enfant sont remis de la fatigue de ce
travail, il faut donner le sein sans égard au préjugé ou aux caprices des sages-femmes et des
gardiennes qui veulent, les unes qu'on attende
24 heures, les autres, qu'on le donne aussitôt
après la naissance. Il est urgent de faire jouir
le nouveau-né de cette humeur laiteuse que la
nature prévoyante lui a préparée d'avance, et
douée d'une qualité laxative propre à faire éva-
cuer le *méconium,* ou cette espèce d'excrément
noirâtre, visqueux, qui remplit les intestins, et
qui, s'il était retenu plus de 24 heures, cause-
rait des accidens très-fâcheux, tels que des co-
liques violentes, le gonflement et la tension du
ventre, des vomissemens, la jaunisse, etc.; mais
quand l'enfant a le bonheur de sucer le premier lait nommé par les médecins *colostrum,*
il se délivre sans peine de cette matière pois-
seuse qui s'est accumulée pendant la grossesse;
les urines coulent en même temps, elles précè-
dent quelquefois les évacuations alvines : il faut
être dépourvu de toute raison pour croire que

le lait de la mère est malsain jusqu'à ce que les vidanges aient cessé. Dans les cas où la fièvre de lait est très-forte, ce qui arrive rarement quand on a fait téter l'enfant 10 à 12 heures après l'accouchement, ou plus tard, il faut, tant qu'elle dure, l'éloigner du sein et lui donner du petit-lait fait sans acide, ou de l'eau miellée, non le lait d'une autre femme, qui, par sa trop grande consistance, surchargerait l'estomac. Après que la fièvre a cessé, on rend le sein au petit nourrisson ; de même si la nourrice devient incommodée et qu'elle ait besoin d'être purgée, il faut qu'elle ne donne à téter que long-temps après l'effet du remède, à moins que le médecin ne juge que l'enfant a besoin aussi d'être évacué : on le nourrira pendant ce temps avec du lait coupé, ou avec de la bouillie, selon son âge et sa force, en suivant les précautions dont nous parlerons plus bas.

§ XV. — *La mère doit toujours donner le premier lait à son enfant.*

Dans le cas où la mère ne peut nourrir pour cause de faiblesse, elle ne doit pas se dispenser de faire sucer à son enfant le premier lait (*colostrum*) : nous avons dit quelle est son utilité pour l'évacuation du méconium ; la mère y trou-

vera aussi son avantage, parce que la première
irruption du lait aux seins les fatiguera moins;
la fièvre qui l'accompagne sera modérée, et les
moyens propres à en arrêter la sécrétion n'en
auront pas moins ensuite leur effet, quand après
les cinq à six premiers jours on voudra cesser d'allaiter; mais si on prive le nouveau-né de ce premier bien, il faut y suppléer en lui donnant de
l'eau tiède sucrée ou miellée, ou une dissolution
de manne en larmes; et si malgré ces moyens
l'évacuation du méconium ne se fait pas bien, il
sera nécessaire de donner de cette même dissolution en lavement. On doit user de ces moyens
si on n'a pas le bonheur de rencontrer une nourrice très-récemment accouchée, et qui puisse
par conséquent donner au nourrisson un lait à
peu près de la même consistance que celui de
la nouvelle accouchée; en même temps la nourrice usera de quelque tisane délayante, telle
que la décoction de chiendent, d'orge, de fleurs
de mauve et autres analogues, qui rendront son
lait plus clair et plus facile à digérer; on donnera encore à l'enfant quelques cuillerées de ces
mêmes tisanes sucrées ou miellées, pour que
l'estomac de l'enfant ne soit pas surchargé de ce
lait trop nourrissant.

§ XVI. — *Choix de la nourrice; son régime.*

Dans le choix qu'on fera d'une nourrice, en supposant que la mère soit dans l'impossibilité de nourrir, on aura le soin de la prendre jeune, de 20 à 30 ans au plus, bien faite, fraîche, ayant de belles dents, les gencives saines, l'haleine douce, les seins ni trop ni trop peu volumineux, égaux, les mamelons assez formés, souples et de grandeur médiocre : elle doit être récemment accouchée, depuis 4 à 5 mois environ ; plus son lait sera jeune, mieux l'enfant s'en accommodera; il doit être abondant, doux, sucré, blanc sans être mat; sa consistance analogue à son ancienneté, clair s'il est récent, et ensuite plus consistant : on doit avoir peu de confiance aux différentes manipulations ou épreuves que mettent souvent en usage dés charlatans ou des matrônes pour s'assurer de la bonne qualité du lait; qu'on se borne et qu'on s'en rapporte aux signes que nous venons d'indiquer. Il serait bon que la nourrice qu'on choisira eût nourri quelque autre enfant, afin qu'elle fût plus adroite dans les soins qu'elle doit donner à celui qu'on lui confie.

On s'assurera qu'il n'existe pas chez elle de vice humoral, constitutionnel ou acquis, tels que le scrophuleux, le vénérien, etc.; que ses

mœurs sont bonnes, qu'il existe dans son mé-
nage de l'accord entre époux, et qu'il y a un
peu d'aisance : si elle a nourri quelqu'un de ses
enfans, on pourra juger à leur inspection si elle
est saine et si on peut lui confier le nourrisson : il vaut mieux, toutes choses égales, qu'elle
soit de la campagne que de la ville.

Si on ne connaît pas assez la nourrice qui se
propose, et qu'elle soit éloignée de quelques
lieues, on doit se tenir en garde contre les arti-
fices qu'elles emploient : quelquefois elles parviennent à tromper même le médecin, soit en
cachant leur âge et l'époque de leurs couches,
soit en présentant de beaux enfans qu'elles n'ont
pas nourri ; d'autres fois elles font jeûner leur
nourrisson pour présenter les seins gorgés de
lait, mais qui ne le sont que momentanément
et par suite de leur astuce.

On ne doit jamais donner un enfant à une
nourrice non mariée : il peut s'en trouver qui,
repentantes de leur faiblesse, se conduiront
bien ; mais on n'a pas de garantie que leur
santé n'ait pas souffert de leur inconduite :
tandis qu'un femme mariée, vivant honnête-
ment et en bonne intelligence avec son époux,
doit rassurer sur l'existence d'un vice aussi funeste que le vénérien. J'ai sous les yeux l'enfant
d'une famille distinguée, qui fut infecté de mal

vénérien par la nourrice, malgré tous les ren-
seignemens et la précaution de la prendre dans
la maison : elle n'était pas mariée.

Les soins qu'on donne à un enfant, quelque
bien entendus qu'ils soient, ne sauraient suffire ;
il faut que la nourrice contribue à son bien-être
par sa conduite physique et morale. Si c'est une
femme de la campagne qu'on transporte à la
ville, elle ne doit pas changer trop promptement ni totalement de manière de vivre : puisque le régime qu'elle a suivi jusqu'alors l'a tenue
bien portante, pourquoi le changer ? On peut
absolument le rendre graduellement un peu
plus substantiel que celui des gens de la campagne : dans aucun cas on ne doit lui permettre
des mets salés, épicés, le vin pur, les liqueurs, le
café ; on doit s'assurer qu'elle n'est pas ivrogne :
tout le monde sait que le lait des animaux se
ressent beaucoup de la nourriture qu'on leur
donne ; il est imprégné de l'arome (odeur) des
plantes qu'ils ont mangé : de même celui des
nourrices participera de la qualité des alimens
qu'elles auront pris.

Une nourrice doit se garantir des affections
vives de l'ame, des plaisirs pris avec excès, des
veilles prolongées dans la nuit, d'une extrême
lasciveté, quoiqu'on ne doive pas exiger qu'elle
garde une continence absolue : il y a des femmes

auxquelles cette privation serait nuisible, et le nourrisson s'en ressentirait. Une nourrice qui veut donner du bon lait, doit faire le sacrifice d'une partie de ses plaisirs et de ses habitudes; car, comme le dit un homme de beaucoup d'esprit, il est contre nature qu'elle puisse s'occuper avec avantage de plusieurs objets à la fois, et qu'elle entreprenne un nouvel ouvrage avant d'avoir mis la dernière main à celui qu'elle a commencé. Elle ne doit pas donner à téter immédiatement après avoir éprouvé quelque vive émotion, sans être rendue à un état plus calme; on devra même faire tirer ce lait ou par un chien, ou par une personne qui le cracherait à mesure : elle attendra aussi d'être reposée, quand après un exercice ou une marche forcée elle se trouvera agitée et en sueur : si elle devient malade, on donne l'enfant à une autre nourrice, ou définitivement, ou jusqu'à ce qu'elle soit bien rétablie.

Quelques personnes exigeraient que l'enfant ne prît le sein que deux heures après le repas de la nourrice, afin de donner à la digestion le temps de se faire sans être troublée par l'espèce de fatigue qu'occasione l'allaitement; mais l'expérience de tous les momens prouve que ni l'enfant ni la mère ne se trouvent pas incommodés d'une toute autre manière de faire : il

3

peut arriver cependant que des mères ou nourrices, faibles ou très-irritables, exigent que l'allaitement soit retardé de quelque temps après les repas.

Les nourrices sont rarement réglées ; il en est auxquelles cette évacuation mensuaire ne fait aucun mal ; leur lait n'est ni moins abondant, ni de moins bonne qualité, et leur santé est la même : en ce cas on observe si l'enfant n'en éprouve aucun mauvais effet ; alors c'est sans inconvénient.

On ne doit pas regarder le lait d'une femme grosse, comme malsain par lui-même ; cependant, dès qu'une femme se sent enceinte, elle doit cesser d'allaiter, parce qu'en cet état elle est obligée de fournir à l'entretien de deux êtres vivans : l'embryon ou le nourrisson en souffriront, peut-être l'un et l'autre ; mais à coup sûr la nourrice en sera fatiguée, elle doit donc cesser d'allaiter.

Ce que nous venons de dire pour les nourrices concerne aussi les mères ; elles doivent en faire la règle de leur conduite tant qu'elles allaitent. Nous sommes entrés dans de grands détails sur les conditions nécessaires pour faire une bonne nourrice, parce que c'est la base de la bonne éducation physique des enfans.

§ XVII. — *Nourriture à la fiole, ou par des chèvres.*

Dans les cas où la mère n'étant pas capable de nourrir, ne voudra pas confier son enfant à une nourrice étrangère, elle lui donnera du lait de vache ou de chèvre, mais avec les précautions suivantes : elle en proportionnera la quantité et la qualité à l'âge et à la force de l'enfant ; une pinte suffit par 24 heures à un enfant de quatre mois : l'âge plus ou moins avancé, le degré de force plus ou moins grand, doivent faire augmenter ou diminuer cette quantité ; les forces digestives dans les premiers temps ne sauraient s'accommoder d'un lait fort épais ; il faut le mêler avec le quart ou le tiers d'une décoction d'orge ou de chiendent, ou d'eau sucrée ou miellée, en suivant la progression de l'âge et des forces. On ne doit pas faire bouillir le lait, mais seulement le faire chauffer au bain-marie, en observant qu'il soit récent. C'est pourquoi on le fera traire soir et matin, trois fois par jour s'il est possible : la perfection de cette manière de nourrir serait de donner le lait avec sa chaleur naturelle, et toujours du même animal ; quand il sera nécessaire de couper le lait, il vaut mieux se servir de petit-lait obtenu sans acides, que des décoctions susdites. Ce petit-lait se fait par l'ébullition du lait mêlé avec des œufs frais bien battus ; les œufs en se durcissant forment un caillé (*coagulum*) ; on jette le tout sur un filtre, et on obtient un petit-lait doux et fort agréable.

Pour faire prendre le lait au nourrisson, on se sert d'un biberon ou d'une fiole dont le goulot est garni d'une peau percée de plusieurs petits trous, ou mieux d'une éponge fine, bien nettoyée des petites pierres qui s'y trouvent communément ; on l'assujettit avec un fil, et on la laisse dépasser d'un pouce environ, en forme de mamelon : cette manière est préférable à celle où l'on se sert d'une cuiller, parce que le mouvement de succion favorise la sécrétion de la salive qui est si utile pour la digestion ; il faut être soigneux de tenir très-propre le biberon ou la fiole, ainsi que l'éponge, afin qu'il ne s'y forme pas de la crasse, qui contracte une mauvaise odeur et qui pourrait dégoûter l'enfant.

Le succès qu'on obtient de cette méthode artificielle la rend aujourd'hui très-fréquente parmi nous, surtout depuis que des médecins instruits en ont constaté l'utilité par leurs expériences et leurs observations. Il est des pays où l'on s'en sert toujours quand l'enfant est privé de sa mère par la mort, ou par quelque accident qui l'empêche de nourrir de son lait : elle a moins d'inconvéniens à craindre que de livrer son enfant à des nourrices mercenaires dont le lait serait déjà ancien, et sur les mœurs et les soins desquelles on ne doit jamais être en parfaite sécurité; rien d'ailleurs ne remplace le lait et les soins maternels.

On peut encore nourrir les enfans en leur faisant téter une chèvre; ces animaux s'y prêtent facilement. Après quelques jours, elles s'arrangent d'elles-mêmes sur le berceau, qu'il faut mettre à terre pour que l'enfant tète commodément : la chèvre pourra ainsi prendre une position convenable; elle accourt ordinairement aux cris de l'enfant. Je connais une famille dont cinq individus ont été nourris de cette manière avec le plus grand succès; ils jouissent tous d'une bonne santé. De pareils exemples sont aujourd'hui très-multipliés. Il est essentiel de faire bien soigner ces animaux: on leur fournira chaque jour de la litière fraîche; on les fera sortir journellement pour les mener dans de bons pâturages; on les abreuvera avec de l'eau de source ou de rivière, non avec celle de puits: la boisson contribue beaucoup à la bonté du lait. Il est très-important d'empêcher qu'elles ne mangent beaucoup des plantes vénéneuses ou fortement purgatives ; le lait s'imprégnerait des qualités de ces plantes, et produirait des effets analogues fâcheux pour l'enfant. Quand on a à traiter un enfant de quelque affection, chronique surtout, on fait manger à l'animal beaucoup des plantes médicamenteuses convenables à la maladie qu'on cherche à guérir ; c'est un moyen très-utile et commode, mais ceci est dans les attributions du médecin.

Une observation essentielle à faire pour l'animal dont le lait sert de nourriture à l'enfant, c'est de ne pas le maltraiter ; on a vu une vache donner du lait altéré par suite des mauvais traitemens et de la brusquerie de la trayeuse, et une chèvre en donner aussi de mauvais lorsqu'elle entendait gourmander le nourrisson qu'elle affectionnait beaucoup.

On n'élève aucun doute que la colère et les autres passions de l'âme ne détériorent la qualité du lait dans les femmes, au point de le rendre malsain ; il en est de même pour les animaux, peut-être à un moindre degré. On ne doit pas non plus donner du lait d'un animal malade ; outre qu'il ne peut pas être aussi abondant, il est à craindre qu'il ne soit plus doué des qualités bienfaisantes qu'il a lorsqu'il sort d'un animal bien portant.

La crainte qu'on a voulu inspirer que les

enfans ne contractent l'humeur ou le caractère
des animaux qu'ils tètent, est sans aucun fon-
dement; on doit bien plus redouter l'influence
des affections morales des nourrices. Personne
n'ignore combien le lait d'une nourrice influe
sur le moral de l'enfant : en usant de celui des
animaux, ordinairement calmes, sans passions,
on ne court pas le même danger. Cependant il
faut excepter le temps où l'animal éprouve celle
de la génération, commune à tous les animaux ;
alors les humeurs sont en effervescence, le
lait peut participer de cette altération et perdre
de ses qualités bienfaisantes, surtout si l'animal
est séquestrée du mâle. J'en ai observé récemment un exemple dans une petite fille de quatre
à cinq mois. Nourrie avec succès à la fiole, elle
fut prise de fièvre sans cause connue; on crut
qu'on avait changé de lait. On découvrit, par
l'aveu franc de la laitière, que la vache était
en chaleur; il a suffi de changer de lait pour
que l'enfant reprît de suite son bien-être. Il est
donc prudent, quand on nourrit à la fiole,
d'avoir à sa disposition plusieurs vaches ou
chèvres qui aient mis bas à différentes époques.

Il est bon de remarquer que l'allaitement artificiel réussit beaucoup mieux quand les enfans
sont seuls et isolés, que lorsqu'ils sont réunis en
certain nombre dans le même lieu : on remédie

difficilement aux effets funestes des miasmes putrides, qu'on ne peut guère éviter dans un rassemblement d'enfans à la mamelle.

§ XVIII. — *Conduite des enfans dans les premiers mois ; bouillies ; leurs mauvais effets.*

Pendant les quatre à cinq premiers mois après la naissance, on doit se borner au lait de la mère, ou au lait de vache ou de chèvre, coupé comme nous l'avons indiqué pour la nourriture à la fiole ; mais si la mère n'a pas assez de lait, elle peut s'aider de bouillie faite avec du pain de froment dans de l'eau sucrée ; on y ajoute quelques gouttes d'huile douce d'olive, ou de beurre frais. On peut l'aromatiser avec l'eau de fleur d'orange. Mais les bouillies faites avec de la farine, n'importe laquelle, sont difficiles à digérer, et sujettes à s'aigrir si on les conserve plus d'un jour ; elles sont une des causes du carreau, ou engorgement des glandes du bas-ventre, affection qui est une des plus fréquentes et des plus funestes à l'enfance. Malgré l'exemple qu'on peut citer de plusieurs contrées où on use abondamment de bouillies faites avec toute espèce de farines tant à l'eau qu'au lait, l'expérience prouve que la manière que nous avons indiquée est la plus convenable ; on a cru remédier au mauvais effet des farines en les faisant sécher ou presque rôtir dans un four; mais rien n'est préférable au bon pain de froment.

On a voulu remplacer totalement le lait par les bouillies; on cite même des exemples d'heureuse réussite; mais c'est encore s'éloigner davantage de la nature, que de donner du lait à la fiole, ou de faire téter une chèvre.

Avant le septième ou huitième mois, les soupes grasses ou les bouillons de viande sont trop substantiels pour que les organes digestifs, encore faibles, puissent s'en accommoder. Les alimens solides ne seront donnés que lorsqu'il aura paru quelques dents; cette époque est indiquée par la nature, qui commence à fournir les instrumens propres à diviser les alimens dans la bouche. Une manière facile et presque sûre de juger si la nourriture dont on fait usage convient, c'est l'examen des excrétions; malgré tout ce que ces observations ont de désagréable, une mère tendre, ainsi que le médecin, ne craindront pas de les faire : leur couleur jaune, verte, blanchâtre; leur qualité séreuse ou écumeuse, leur consistance, leur odeur plus ou moins désagréable, feront juger si on doit changer ou modifier le régime.

Doit-on régler les heures où les enfans téteront ou prendront leur repas? Il n'y a pas de doute qu'il ne faille attendre que la nourriture qu'ils ont prise soit digérée pour en donner de nouvelle ; je fixerai à trois heures environ la distance d'un repas à l'autre, quand on nourrit à la fiole ; et on se bornerait à donner du lait une seule fois pendant la nuit, afin de ne pas interrompre le sommeil de l'enfant. Quelque avantage qu'il y ait pour la mère et pour l'enfant de régler les heures de téter, on ne doit pas l'éveiller, quelque temps qu'il dorme ; le besoin de prendre le réveillera assez. Il y a moins d'inconvénient à ne pas être si ponctuel quand l'enfant est à la mamelle, que lorsqu'il est nourri artificiellement : le lait de la mère devant naturellement se digérer avec plus de facilité, risque moins de donner des indigestions, quoique pris plus souvent. On peut, par cette régularité, accoutumer l'enfant à annoncer qu'il veut faire ses fonctions ; on peut alors l'approprier sans retard, mais il faut pour cela qu'il commence à avoir de la connaissance.

On doit se garder de calmer toujours les cris des enfans, en leur donnant le téton ; ce serait surcharger leur estomac, et à coup sûr augmenter leur malaise. On connaîtra que l'enfant a besoin de nourriture, s'il y a long-temps qu'on ne lui a rien donné, s'il fixe sa nourrice en la suivant des yeux dans tous ses mouvemens ; il est supposé que l'enfant commence à la connaître, s'il montre de la joie quand elle découvre son sein, s'il serre le bout du doigt qu'on lui met dans la bouche, comme s'il voulait téter : on serait impardonnable d'user d'opiatiques (remèdes narcotiques) pour calmer leurs cris ou pour les faire dormir. Nous avons déjà observé qu'on ne doit jamais se permettre d'administrer des médicamens, de quelque espèce qu'ils soient, sans l'autorisation du médecin.

Tel est le régime alimentaire qu'il faut faire suivre à l'enfant jusqu'au temps à peu près du sevrage, en proportionnant la quantité de sa nourriture aux progrès de l'âge et des forces. Il est sans doute important de bien choisir les alimens, d'en régler la quantité ; mais il ne l'est pas moins de donner un bon air, et de faire faire de l'exercice. On promènera donc journellement l'enfant, quand le temps ne sera ni trop chaud ni trop froid ; et pendant les deux à trois premiers mois, on le portera, dans ses promenades, horizontalement couché sur les bras, la tête peu élevée, afin qu'elle ne se penche pas sur la poitrine : quand il pourra être porté assis sur les bras, on aura soin de le changer souvent de côté, afin qu'il ne contracte pas d'habitude.

§ XIX. — *Soins et propreté de l'enfant.*

Nous avons proscrit les maillots, et nous avons recommandé de laisser les enfans libres dans leurs langes; il n'est pas moins essentiel de tenir ces petits êtres dans une grande propreté, en les changeant de linges dès qu'ils sont mouillés ou salis, et en les lavant journellement dans de l'eau tiède. Quand ils sont parvenus à l'âge de six à sept mois, il faut les baigner pendant 10 à 12 minutes dans de l'eau à la température de leur corps; mais il faut qu'ils aient au moins deux ans pour leur donner des bains frais. A cet âge, ils marchent, ils agissent, ils s'agitent assez pour rétablir promptement la chaleur et la transpiration que le bain frais suspend momentanément. A ces conditions, ce bain de quelques minutes produit d'excellens effets; il maintient la souplesse de la peau, et renforce le tempérament; mais la saine médecine renvoie l'usage des bains froids au temps où l'accroissement est achevé.

Il se forme quelquefois sur la tête une espèce d'enduit jaunâtre, sec, que les nourrices appellent chapeau, et qu'elles croient dangereux d'ôter; mais c'est une erreur, il faut en délivrer les enfans en lavant journellement la tête avec une forte eau de savon chaude : on l'essuiera avec un linge fin et chaud. Cette croûte s'oppose à la transpiration de la tête, et peut dégénérer en teigne; peu de jours suffisent pour la détruire, au moyen de ces lavages.

Quoique les enfans soient en bonne santé, ils ont souvent dans le premier âge le derrière des oreilles rouge et humide; il faut bien se garder d'y appliquer des répercussifs. Cette humidité se jette facilement sur les glandes et les engorge, ou sur les yeux et les enflamme; on se bornera à les layer soir et matin avec une décoction tiède de fleurs de mauve ou de guimauve, ou autre décoction émolliente.

Il s'écoule du nez des enfans beaucoup de mucosité qu'ils ne doivent pas avaler; par con-séquent, on aura le soin de les moucher, mais délicatement, pour ne pas déformer leur nez dont les os et les cartilages sont très-minces. On ne les mouchera pas avec des mouchoirs sales ou appartenant à des personnes qui ont des catarrhes ou du mal au nez.

Quand on a mis de la négligence à tenir propres les fesses et les cuisses, quand les urines et les excrémens sont âcres, il survient des rougeurs et des gerçures dans leurs plis; il suffit de faire des lotions avec de l'eau de goulard tiède (c'est de l'eau dans laquelle on a mis quelques gouttes d'extrait de saturne), toutes

les fois qu'ils se salissent : s'il y a des excoria-
tions, on les oindra avec du cérat ou du beurre
frais.

On doit les préserver de la piqûre des insectes, en tenant leur berceau propre ainsi que
leur couche. On cherche souvent la cause des
cris continuels qu'ils jettent et de leurs insom-
nies ; un peu de sollicitude et d'attention la
feraient bientôt découvrir dans les morsures des
puces et des punaises. Il faut les démaillotter,
les débarrasser de ces insectes ; examiner si
quelque pli des langes les meurtrit, si quelque
épingle les pique : on prévient ce dernier inconvénient en se servant de rubans de fil, au lieu
d'épingles, pour serrer leurs langes. Si on ne
découvre pas la cause de leurs pleurs, on tâ-
chera de les distraire de quelque manière ; car
si on est sourd à leurs gémissemens, ils se pro-
longent, et alors les enfans contractent des
hernies et autres incommodités qui exigent les
secours des hommes de l'art. Les maillots ou
bandes fort serrés, autrefois en usage, rendaient
ces accidens plus fréquens.

§ XX. — *Il ne faut pas bercer les enfans.*

Les enfans, dans les premiers mois de leur
naissance, doivent beaucoup dormir ; en effet,
lorsqu'ils ont bien tété, qu'ils sont au sec et à

l'aise dans leurs langes, ils s'endorment, à moins qu'ils ne souffrent. Mais qu'on se garde de provoquer leur sommeil en les secouant fortement soit dans leur berceau, soit entre les bras; ces rudes secousses leur sont très-préjudiciables, surtout lorsqu'ils viennent de téter ou de prendre leur nourriture : on occasione par-là ou le vomissement ou le hoquet. On peut cependant, si on le veut, les bercer doucement vers l'heure de leur sommeil, qui sera tous les jours à peu près la même; ce doux balancement le détermine sans inconvénient, mais il vaut mieux s'en dispenser : c'est une habitude qu'on donne à l'enfant, et il est avantageux qu'il n'en contracte aucune. On doit encore éviter de les assourdir par des chants qui étouffent leurs cris et fatiguent leur cerveau; d'où résulte un assoupissement forcé. Il en est des chants comme du bercer; quand ils sont doux, ils amusent, calment l'agitation, et procurent un doux repos. Les cris de l'enfant, au moment de son sommeil, ne sont pas les cris de la douleur; il ne faut donc pas s'en alarmer. Il y a dans leurs gémissemens une sorte de monotonie qui n'existe pas dans l'état de souffrance; cette sorte d'inquiétude leur est naturelle, comme à tous les jeunes animaux : au reste, elle s'affaiblit à mesure que l'enfant s'éloigne de sa naissance. Le berceau

sera placé en face du jour, afin que les yeux
de l'enfant soient frappés directement par la
lumière : une situation contraire risque de les
faire loucher, ou de les habituer à regarder de
travers. Le grand jour doit être tempéré par des
rideaux ou des volets; il empêche de dormir.

§ XXI. — *Première dentition.*

Vers le sixième ou septième mois, souvent
plus tard, les premières dents, les incisives
d'abord, commencent à s'annoncer par une
abondante salivation; les gencives se gonflent,
deviennent douloureuses; l'enfant y éprouve
une sensation inaccoutumée, puisqu'il y porte
habituellement ses doigts et les divers objets
qu'il peut saisir. Si on met un doigt dans sa
bouche, il le serre entre ses gencives; il semble
que cette pression lui fasse plaisir et le soulage.
Il convient alors de lui donner à mâcher des
croûtes de pain, des racines de guimauve ou
des bâtons de réglisse; ces substances, ramollies
par la salive, n'ont pas l'inconvénient de rendre
calleuses les gencives, comme les hochets de
cristal, d'ivoire ou d'argent : ceux-ci surtout
ne sont pas exempts de quelque danger, à cause
de l'alliage qu'ils contiennent ordinairement.
Il faut, quand les gencives sont douloureuses,

les humecter avec quelque chose de mucilagineux et de relâchant, comme la crême de lait, le beurre frais, le miel, la moëlle de veau : ce n'est que dans les cas extrêmes qu'il faut avoir recours à l'instrument tranchant pour diviser la gencive, et donner issue à la dent; mais ceci est hors des attributions de la mère ou de la nourrice. Il faut avoir recours à l'homme de l'art; j'en dis autant des accidens maladifs qui résultent quelquefois de l'irritation causée sur la gencive par la dent prête à percer. On ne doit pas s'alarmer d'un peu de diarrhée, ni chercher à l'arrêter par des médicamens; elle n'est pas sans quelque utilité. Une des pommettes, souvent les deux, deviennent rouges et pâles alternativement; l'enfant éprouve de temps à autre des saisissemens : on voit des points blancs sur les gencives, et enfin la dent se fait jour quelquefois avec douleur, d'autres fois sans qu'on s'en aperçoive. Cet événement fait ordinairement époque; c'est une fête de famille : les bonnes, les nourrices réclament des gratifications. Le travail de la dentition est sujet à beaucoup d'irrégularités; mais on doit peu s'en inquiéter, rarement il y a du danger pour la vie.

§ XXII. — *Augmentation de la nourriture;*
sevrage.

A mesure que les dents poussent, on peut augmenter et varier un peu la nourriture, c'est-à-dire, ajouter au lait des panades un peu plus substantielles, donner à mâcher des croûtes de pain, des fruits secs : cela favorise la sortie des dents, et accoutume peu à peu l'estomac à des alimens solides; mais on ne doit pas les leur donner après qu'ils ont été mâchés par la mère ou par la nourrice, comme je l'ai vu faire quelquefois : outre que c'est dégoûtant, leur salive peut être trop irritante et peu adaptée à l'âge de l'enfant; car les alimens mâchés et imbibés d'une salive étrangère et d'une personne âgée n'en sont pas plus faciles à digérer. Il ne faut pas passer subitement d'un régime purement laiteux à un plus substantiel, et par conséquent plus difficile pour les organes digestifs : jusqu'à l'âge de sept ans, ou jusqu'à la seconde dentition, on ne doit donner que très-peu de viande.

C'est du douzième au quinzième mois qu'il faut sevrer, à moins que l'enfant ne soit faible et maladif; alors sans doute il convient de lui conserver le sein un peu plus de temps; mais il faut ajouter quelques alimens solides : il les digérera avec facilité, puisqu'il a le moyen de les diviser dans la bouche, les premières dents étant sorties alors ordinairement en assez grand nombre. Après le sevrage, il faut encore donner du lait de vache ou de chèvre conjointement avec l'autre nourriture; on passe ainsi graduellement à la manière ordinaire de vivre.

On éloignait autrefois les enfans de leur mère ou de leur nourrice pour les sevrer, et on les confiait à une femme qu'on appelait sevreuse : cet usage, qui avait beaucoup d'inconvéniens, est passé de mode. Aujourd'hui les mères et les nourrices sèvrent elles-mêmes leur nourrisson; il suffit ordinairement, pour le dégoûter du téton, d'enduire le mamelon avec quelque chose d'amer et de dégoûtant, comme de l'aloès, de la thériaque : un petit nombre d'essais de cette espèce suffisent pour l'en dégoûter entièrement. Il faut en même temps le distraire par des promenades fréquentes; et si son obstination est extrême, on l'éloignera de sa mère ou de sa nourrice pendant quelques jours : cela suffira pour lui faire oublier le sein.

Les enfans de cet âge ne doivent pas user de vin, ni de bière, ni de cidre; l'eau pure froide est la boisson qui leur convient le mieux, à moins qu'il n'existe quelque cause de maladie habituelle : c'est alors au médecin à décider. Les liqueurs fermentées, pour lesquelles les enfans ont de la répugnance, roidissent la fibre, s'opposent à son développement; mal-à-propos on se persuade qu'elles fortifient; rarement ceux qui en usent ont beaucoup de fraîcheur. Qu'on compare la taille et la force des Turcs et des peuples qui ne boivent que de l'eau, ainsi que la fraîcheur de leurs femmes, à la taille raccourcie et au teint bourgeonné des deux sexes dans les pays des vignobles, et on en verra la grande différence. On connaît le moyen employé pour s'opposer à la crue des animaux, des chiens de dames surtout; on leur fait boire de l'eau-de-vie.

Nous ne pensons pas qu'il faille donner des alimens difficiles à digérer, dans la vue de fortifier les organes digestifs; on peut les y habituer insensiblement: on risquerait, par une conduite opposée, de procurer de fréquentes indigestions et d'affaiblir la constitution. La nourriture animale convient mieux dans les pays froids que dans les climats chauds, mais cela ne détruit pas la règle qu'il faut une progression lente pour passer de la nourriture végétale à l'animale.

Les enfans doivent manger souvent, ils digèrent vîte, leur accroissement exige plus de nourriture que lorsqu'il est parvenu à son entier développement; elle doit être douce, mucilagineuse, riche en parties nutritives, exempte d'assaisonnemens de haut goût, d'épiceries, de beaucoup de sel. C'est l'époque où l'on peut donner de la soupe grasse, un peu de viande une fois le jour, telle que le poulet, le veau, etc.; à l'exclusion des viandes salées et faisandées : les légumes de toute espèce, les fruits bien mûrs leur sont très-convenables; les enfans les préfèrent à tous autres mets : enfin, il faut faire de manière qu'à 7 ans, ils puissent, sans s'incommoder, faire usage de tout ce qui compose la nourriture ordinaire du pays, et de la condition où ils doivent vivre.

Tel est le régime qui convient à tous les enfans bien portans, et on peut espérer qu'en le suivant ils jouiront de la meilleure santé; mais il peut arriver que certaines dispositions morbifiques, telles que celles à l'engorgement des glandes, au carreau, au rachitis, etc., exigent un régime différent et analogue à l'affection morbifique imminente; alors on doit avoir recours aux conseils d'un médecin. Comme nous n'écrivons que pour diriger les mères de famille dans l'éducation de leurs enfans *bien portans,* nous devons les renvoyer aux gens de l'art dans tous les cas d'indisposition; elles ne sauraient, malgré tout ce que nous pourrions dire, se décider avec connaissance de cause pour le parti convenable au cas où elles pourraient se trouver.

§ XXIII. — *Exercices des enfans : leur conduite.*

Dans les premiers mois l'enfant ne peut exercer ses membres qu'en les agitant couché sur son dos ; mais vers le six ou septième, l'ossification des os des extrémités inférieures est assez avancée, ils ont acquis assez de solidité pour qu'ils s'essaient à se tenir sur les pieds, sans cependant les laisser long-temps debout sans marcher, comme font certaines nourrices qui les mettent sur leurs pieds dans une espèce de banc ou de panier d'osier construit pour cela : cette attitude, c'est-à-dire, la station droite long-temps prolongée est trop pénible, les os des jambes pourraient se cambrer ; mais on lui apprendra à marcher en le soutenant d'abord par-dessous les aisselles, ensuite, si l'on veut, par les mains, et non par des lisières attachées sur le devant de leur corps de jupe. Cette attitude forcée comprime les côtes ; les épaules se relèvent, l'organe de la respiration est gêné, les jambes prennent de fausses positions, et il est dangereux qu'elles ne demeurent arquées : il vaut mieux les laisser ramper à terre sur des nattes ou sur des tapis ; il n'y a pas de peine aussi inutile que celle qu'on se donne pour leur apprendre à marcher ; ils y parviennent mieux et plus surement d'eux-mêmes.

Il est essentiel de les promener journellement au grand air et dans la campagne, si on habite la ville ; il en résulte une foule d'avantages pour l'enfant et pour la mère, si elle l'y accompagne : par cette conduite, on parviendra à les faire marcher seuls au bout d'un an ; dans nos climats, ce n'est guère qu'à cet âge qu'on les voit aller seuls.

Les premiers pas de l'enfance sont incertains et vacillans ; les chutes sont fréquentes, mais rarement dangereuses ; il n'y a pas d'inconvénient à leur donner des bourrelets ; ils amortissent la violence des coups que peut recevoir la tête : on doit tâcher de prévenir ces accidens par une grande surveillance et en évitant les lieux raboteux.

C'est l'époque où l'on doit commencer d'habituer les enfans à l'alternative du froid et du chaud ; ils ont déjà assez de force pour n'en pas ressentir de fâcheuses impressions. Les enfans des paysans, qui ne sont pas minutieusement garantis des variations de l'air, n'en sont que plus robustes, moins sujets aux rhumes, aux catarrhes, au croup, etc.

Je ne pense pas qu'il faille couper les cheveux de naissance, soi-disant, pour les renforcer ; on se met par-là dans la nécessité de couvrir davantage la tête, pour suppléer à cette coiffure na-

turelle, sans obtenir aucun bien ; on n'augmente
pas la quantité des cheveux. Ce ne serait qu'en
réitérant souvent cette coupe, qu'on peut les
rendre plus forts ; ce moyen même deviendra
inutile, si on n'y a recours très-souvent. On se
prive pendant ce temps du plus bel ornement
de la tête ; il n'est pas d'ailleurs indifférent de
couper les cheveux dans toutes sortes de circonstances : il survient quelquefois des accidens
funestes pour les avoir coupés dans le cours
d'une maladie, ou pendant la convalescence,
soit parce qu'ils tombent, soit afin de se débarrasser des poux qui se sont accumulés pendant
la maladie ; quand par ces raisons on y est forcé,
il ne faut pas les couper très-courts. Il vaut donc
mieux laisser la nature à elle-même ; son intention est, ce semble, que la tête soit couverte.

Quand on sort les enfans des langes, on doit
éviter les abus fréquens qui se commettent dans
la manière de les habiller : les habits trop chauds
et trop pesans les tiennent dans un excès de
transpiration : c'est un bain continuel qui les
affaiblit : sont-ils trop légers, le contact presque
immédiat de l'air sur leur peau diminue, sup-
prime même la transpiration ; il en résulte des
rhumes, des fluxions souvent rebelles : tous ces
accidens sont prévenus en tenant un juste milieu, ayant égard à la variation du temps et des

saisons : les enfans, ainsi dirigés avec prudence,
deviennent robustes et peu sensibles au chaud
et au froid. Leur tête doit être peu couverte,
et point du tout dans la maison ; il suffit de leur
donner, pendant les premières années, un corset
de flanelle avec un jupon, et par-dessus une
robe de même étoffe ou autre, selon la saison ;
mais il ne faut jamais leur faire porter des corsets durement piqués et garnis de baleines, qu'on
serre fortement avec des lacets ; ils compriment
la poitrine et les fausses côtes, ainsi que la co-
lonne dorsale, et causent des difformités ; on
croit ensuite pouvoir les arrêter dans leurs progrès par le moyen de différentes machines, mais
il n'en est aucune qui n'occasione des maux
nouveaux, sans remédier à ceux pour lesquels
on les emploie : les garçons sont un peu moins
vexés sur ce point que les filles, parce qu'on
n'est pas entiché de leur former *une jolie taille ;*
aussi voit-on moins d'enfans mâles affectés de
courbure de l'épine, et par conséquent de gibosité. Que ne suit-on l'exemple des peuples qui
ne connaissent ni maillots, ni corsets, et chez
lesquels on ne rencontre pas ces sortes de difformités ?

On ne doit pas leur donner des bas ni des
souliers, jusqu'à ce qu'ils demandent à pourvoir
à leurs besoins ; les bas tiennent les pieds et les

jambes dans l'humidité, si on n'a pas le soin
de les changer à chaque heure ; les souliers gênent les pieds ; il faut les réserver pour le dehors,
et les faire faire en étoffe, afin de ne pas gêner
le développement des os du pied, qui ne sont
pas encore parvenus à leur grandeur et à leur
solidité naturelle.

Les jaquettes, qu'il ne faut leur ôter que le
plus tard possible, seront remplacées par des
habits larges, afin que leurs mouvemens soient
libres, et que leur corps ne soit gêné en aucun
point : si l'oubli de ces règles déterminait quelque accident maladif, c'est au médecin à en
arrêter les suites ; ce n'est plus dans les attributions des mères ni des nourrices.

Les enfans ont besoin de faire beaucoup d'exercice, la nature l'indique et l'exige : les jeunes
animaux en donnent l'exemple ; ils sont dans
un mouvement presque continuel, ils sautent,
gambadent autour de leurs mères qui semblent
les applaudir, les exciter même par leurs regards
où se peignent la tendresse et le contentement ;
elles partagent même souvent leurs jeux : on
doit pareillement laisser les enfans aller, venir
en toute liberté ; ils sauront s'arrêter quand ils
seront fatigués : qu'on se borne à les garantir
du feu, à les éloigner des puits mal gardés, des
bassins et viviers pleins d'eau.

Dans les premières années ils doivent dormir vers le milieu du jour, et être couchés de bonne heure : leur lit ne sera ni en plume, ni en duvet; outre que cette couche les échaufferait beaucoup, ils prendraient l'habitude d'être trop mollement; il suffit de deux matelats de laine ou de crin. Leur sommeil doit durer au moins 8 à 9 heures, car ils ont besoin de dormir long-temps : ce temps de repos leur est nécessaire, tant à cause du mouvement continuel qu'ils se donnent pendant le jour, que parce que c'est pendant la nuit que se fait principalement l'accroissement : ils ne doivent pas être dans des rideaux fermés exactement, ni dans des chambres calfeutrées et chauffées par des brasiers, surtout lorsqu'il n'y a pas de cheminées : ces êtres, si faibles, si délicats, seraient facilement asphyxiés et suffoqués; les hommes forts n'y résistent pas.

§ XXIV. — *Surveillance des bonnes et des nourrices.*

Les mœurs, dans les villes surtout, sont si dissolues, que les parens, qui portent intérêt à leurs enfans, doivent surveiller de très-près les personnes auxquelles ils les confient. Les bonnes, dont la première et la plus importante qualité est la douceur, sont, à cause de leur

jeunesse, exposées à la séduction, et à voir leurs
mœurs se corrompre : elles se portent assez souvent au funeste excès de réveiller, par de cou-
pables manœuvres, les organes sexuels. Ces
malheureux enfans, les garçons en particulier,
énervés par des attouchemens criminels, suc-
comberaient inévitablement, après avoir passé
par tous les degrés de la fièvre lente et du ma-
rasme, si on ne les préservait pas de pareilles
manœuvres. Les nourrices mercenaires ne seront
pas affranchies de cette surveillance, quoique
cette sorte de danger soit moins à craindre de
leur part. On ne doit pas souffrir que les enfans
couchent avec les bonnes.

Un abus encore bien grave à dénoncer aux
pères et aux mères, c'est le maniement des parties génitales qu'emploient certaines nourrices
et bonnes pour exciter l'excrétion de l'urine :
elles y parviennent ordinairement; mais ce mince
avantage, si c'en est un, peut-il compenser l'inconvénient de réveiller prématurément l'organe
génital ? Nous venons d'en démontrer les funestes résultats.

Il doit être défendu, tant aux bonnes qu'aux
nourrices, de permettre les caresses et les em-
brassemens que les amis et les connaissances se
croient obligés, par politesse, de faire aux enfans : ces baisers sont trop ordinairement dan-

gereux, dans un siècle où les vices vénériens, dartreux, etc., sont si répandus. Les enfans, dont la peau est si délicate, sont facilement imprégnés de ces exhalaisons empoisonnées qui sortent de la bouche de certaines personnes ; le mieux est d'interdire les caresses pour tout le monde, afin de ne blesser personne ; de quelque part d'ailleurs qu'elles viennent, elles ne peuvent que flétrir le teint, si elles sont souvent réitérées.

§ XXV. — *Première instruction de l'enfant.*

Quoique l'objet de cet écrit soit l'éducation physique des enfans, nous devons cependant faire observer que la conduite qu'on tient ordinairement envers ceux de l'âge de 3 à 4 ans, sous le prétexte *de commencer à leur apprendre quelque chose*, est fort répréhensible et sujette à beaucoup d'abus. A peine un enfant sait-il marcher et articuler quelques mots, qu'on se hâte, dans les villes surtout, et ce, pour se débarrasser de la surveillance continuelle qu'ils exigent, de les envoyer dans des écoles où ils sont tenus ordinairement assis pendant la plus grande partie du jour : indépendamment de l'ennui que leur cause cette contrainte, l'air qu'ils respirent aussi long-temps dans cette espèce de prison est ordinairement mauvais, à cause du nombre

d'enfans réunis dans un lieu fermé et souvent
calfeutré ; ils sont privés du mouvement qui est
si nécessaire à leur âge, ainsi que nous l'avons
déjà dit. J'ai vu ces enfans, au sortir de l'école,
se dédommager de la longue immobilité où ils
avaient été tenus, par des sauts, des courses à
droite et à gauche, par des luttes avec leurs
camarades ; j'ai souvent observé une fille de
5 ans, qui, au sortir de son école, courait seule
en tous sens sur une terrasse, sans autre but
que de satisfaire machinalement le besoin de
s'agiter : ce n'était souvent qu'après 20 ou 30
minutes, après avoir ainsi dégourdi ses membres, qu'elle songeait à satisfaire son appétit. Il
ne faut donc pas obliger les enfans à demeurer
long-temps immobiles ; il faut exiger des maîtres
ou maîtresses d'école, quand on est forcé de les
leur confier, qu'ils leur donnent de temps en
temps un peu de répit : il serait sans doute mieux
de les laisser, pendant ce premier âge, en toute
liberté. La première instruction doit leur venir
de leurs propres essais et de leur expérience ;
rarement ce qu'ils ont appris d'une autre manière leur reste long-temps dans la mémoire.

Les anciens pensaient que l'instruction ne
devait commencer qu'à 7 ans, et de nos jours
on parvient à fixer à cet âge la mobilité qui lui
est propre, par des joujoux instructifs, au moyen

desquels les enfans acquièrent des connaissances qui leur conviennent, sans fatiguer leur attention et sans les dégoûter du travail. Les mères, bien plus instruites aujourd'hui, peuvent leur faire faire de grands progrès en jouant ainsi avec eux, et les préparer à passer dans les mains des instituteurs. J'ai enseigné à lire, dans le cours d'un hiver, à une petite fille de 4 ans, en jouant avec elle le soir auprès du feu ; et son éducation, à 7 ans, est assez avancée par cette méthode, sans qu'il lui en ait coûté ni une larme ni un moment d'ennui.

§ XXVI. — *Seconde époque de l'enfance ; son régime.*

L'âge de 7 ans environ est la seconde époque de l'enfance ; elle est remarquable, parce qu'elle donne naissance à la seconde dent qui doit durer toute la vie. Quelquefois les nouvelles dents viennent de côté, en avant ou en arrière, parce que le bordavéolaire ne leur offre pas assez de place, étant plus grandes que les premières ; l'art du dentiste est alors nécessaire. On ne doit pas laisser croître ces dents avant de sacrifier les dents de lait qui peuvent s'opposer à ce qu'elles prennent une direction convenable : si on néglige cette opération, il arrive qu'on a une dent qui blesse la langue ou la joue, c'est ce qu'on appelle une surdent; elles gâtent la bouche, gênent la mastication et la parole. Si l'enfant a été bien conduit jusqu'à ce moment, il peut suivre la manière de vivre de ceux qui l'entourent et avec lesquels il doit habiter, ayant cependant encore égard à sa faiblesse, et se rappelant qu'il faut une progression graduée dans la force et la durée des exercices, dans la quantité et la qualité des alimens, passant de la nourriture animale à la végétale, des viandes blanches et jeunes aux viandes faites : on favorise ainsi la nutrition et la croissance; mais la boisson doit toujours être, comme nous l'avons dit, de l'eau froide. On ne doit pas non plus habituer les enfans à l'usage du café, du thé, du chocolat; indépendamment du soin qu'on doit avoir de ne leur laisser contracter aucune habitude, ces boissons chaudes, toutes chargées de substances irritantes journellement prises, donnent lieu à des affections nerveuses, et s'opposent au développement du sujet. On dit que le vin est le lait des vieillards; on peut dire avec autant de raison que le lait est le vin des enfans : en voit-on, en effet, qui soient plus forts, qui jouissent d'une meilleure santé, que ceux qui usent de beaucoup de lait, et surtout pris froid ?

Il faut prendre garde que des alimens trop variés et trop échauffans, donnés dans l'inten-

tion d'exciter et de soutenir les forces, nom-
mément, surtout dans les villes, une précocité
extraordinaire, vraiment consomptive. On trouvera bien plus surement des principes de santé
et d'énergie dans une nourriture simple, douce,
mucilagineuse, suffisante et donnée avec régularité. On bornera à quatre le nombre des repas;
le dîner seul sera composé de viandes et de légumes cuits : les fruits, les confitures, les lai-
tages seront la base des trois autres, excluant
rigoureusement tout ce qui est salé et de haut
goût.

L'usage ordinaire de la vie n'est pas de se res-
treindre aux végétaux et aux viandes exclusivement les uns aux autres; on mêle ces deux
sortes de nourriture : la viande seule serait trop
nourrissante, les végétaux seuls ne seraient pas
assez substantiels, pour le jeune sujet surtout,
qui a besoin de suffire à son accroissement.
L'âge, la force de l'enfant, doivent servir de
guide et de règle pour l'administration et pour
le mélange de ces diverses nourritures, d'après
les observations qu'on aura soin de faire journellement de leur effet.

§ XXVII. — *Heure du coucher.*

Ici, comme dans le premier âge, l'enfant
doit être couché de bonne heure, suivant les

règles que nous avons données plus haut ; il sera seul dans son lit, autant que ce sera possible : les précautions à prendre, tant pour le physique que pour le moral, l'exigent. Si, dans les premières années, comme nous l'avons dit, l'enfant doit dormir au milieu du jour, il n'en est pas de même après le premier septénaire ; on doit l'empêcher de s'adonner à la nonchalance, en se couchant dans la journée sur des lits ou sur des canapés : outre la mauvaise habitude qu'il contracterait, cela s'oppose à l'exercice qu'il a besoin de faire pour le développement de ses forces.

§ XXVIII. — *Habits.*

Les habits plutôt légers que pesans ne gêneront aucune partie, par conséquent on ne fera pas usage de corps baleinés ; ils s'opposent au développement des os de la poitrine, des fausses côtes surtout, dont les cartilages sont sensiblement surbaissés par cette continuelle compression ; ce qu'on ne voit pas dans les enfans du peuple et dans les gens de la campagne, qui n'usent d'aucune espèce de corsets : les viscères des hypocondres, le foie, la rate, sont gênés par-là dans leur accroissement, et par suite ceux du bas-ventre ; il peut en résulter la maladie particulière aux enfans, qu'on nomme carreau.

Quant à la phthisie, elle est la suite fréquente et presque inévitable de la gêne où on tient le poumon, par l'opposition constante qu'on met à ses mouvemens. Le cou peut bien être sans cravatte, mais on le couvrira dans les temps rigoureux, de manière cependant à ne pas gêner les mouvemens de la tête ni la circulation du sang dans les veines jugulaires; alors le visage deviendrait bouffi, rouge, et le cerveau pourrait s'engorger.

L'usage s'est introduit, depuis quelque temps, de donner aux jeunes filles des pantalons qu'on serre, avec des coulisses, au bas des jambes: cette mode, outre l'inconvénient d'occasioner des frottemens, couvre et tient chaudement des parties qui, dans la suite, doivent être exposées à l'air: sous ce rapport l'usage en est blâmable.

§ XXIX. — *Bains.*

Les bains peuvent être utiles de temps en temps, non-seulement pour la propreté, mais pour maintenir la peau dans un état de souplesse qui favorise la transpiration, et prévient les affections cutanées; ils doivent être frais, ne durer que 15 à 20 minutes, 30 tout au plus: au sortir du bain on essuiera bien l'enfant avec du linge sec, on lui fera faire, immédiatement après, de l'exercice afin que la transpiration se

rétablisse promptement ; on l'habituera à avoir
la tête propre en la lavant journellement avec
une éponge mouillée ; on essuiéra immédiatement les cheveux avec un linge. Ce lavage
pourrait aussi avoir lieu sur tout le corps, il
remplacerait avantageusement les bains qui
donnent de l'embarras ; les enfans s'y accoutu-
ment facilement, leur chaleur naturelle les y
porte comme par instinct : ne les voit-on pas
se jouer sur la neige, en faire des boules, et
marcher dans les ruisseaux ?

§ XXX. — *Exercice.*

Nous sommes naturellement attachés au sol
qui nous a vu naître, et nous cherchons à nous
y procurer tous les agrémens de la vie : ce
n'est que rarement et dans des cas de nécessité ,
ou par ambition, que nous le quittons ; c'est donc
au climat où est né l'enfant qu'il faut adapter
son éducation, mais avec de telles modifications
qu'il soit rendu capable de supporter sans incommodité l'influence des températures les plus
différentes, si dans le cours de sa vie il est
obligé de voyager ou de s'expatrier. On l'habituera donc peu à peu à supporter le froid et le
chaud, à s'exposer au hâle de l'air ; on lui fera
faire de temps en temps à pied des courses un
peu longues ; on l'accoutumera à supporter la

faim en éloignant quelquefois l'heure de ses repas, de manière à lui faire éprouver le besoin de manger; on essaiera de lui donner quelques alimens de difficile digestion, de le faire coucher tard de temps en temps, d'interrompre par fois son sommeil, et de le faire lever de grand matin. Ces moyens employés avec discernement et sagesse développeront la vigueur de son corps, et son tempérament deviendra très-fort.

§ XXXI. — *Amusemens.*

Rien n'est indifférent dans la manière de conduire les enfans pendant le second septénaire qui précède l'époque de la puberté; leurs forces commencent à prendre du développement, et il convient de le favoriser en leur donnant des exercices amusans et utiles, tels que la danse, l'escrime, l'équitation, la natation, qui doivent les amuser et remplir leur temps : à cet âge ils doivent être considérés comme ornemens de l'éducation, et donnés pour récréation; mais il en est que les enfans se créent eux-mêmes, et auxquels ils doivent avoir la liberté de se livrer sans contrainte; cependant il ne faut pas les perdre de vue, pour qu'ils n'en adoptent pas qui puissent avoir des conséquences fâcheuses, tels, par exemple, pour les filles de chevaucher au bâton, un cheval de bois basculé, de monter à cheval sur les genoux de quelqu'un : on doit bannir ces jeux comme indécens ; il est peut-être moins essentiel d'être aussi sévère pour les garçons ; en un mot, il faut éviter en général tout ce qui peut exciter et accélérer le développement des organes génitaux.

§ XXXII. — *La danse, l'escrime.*

La danse fait partie de l'éducation physique, et de ce qu'on appelle dans la société bonne éducation ; elle exerce tous les muscles, elle peut diminuer les inconvéniens d'une vie sédentaire, elle excite la gaîté, et pourvu qu'elle ne soit pas forcée, c'est un exercice convenable ; et sans avoir le projet de faire des danseurs de profession, on peut donner un maître de danse de bonne heure. J'en dis autant de l'escrime pour les garçons ; quoiqu'il paraisse dangereux de rendre les jeunes gens très-experts dans cet exercice, parce qu'il favorise les duels, il faut cependant le leur faire connaître, sauf à les prémunir par une bonne morale de cette fatale et criminelle manie, appelée point d'honneur, qui consiste, souvent sous les plus légers prétextes, à courir la chance de perdre la vie ou de l'arracher à son semblable.

§ XXXIII. — *L'équitation.*

L'équitation ne doit pas non plus être négligée ; l'utilité et l'agrément de bien monter à cheval sont si généralement reconnus, qu'on en fait un article essentiel de la bonne éducation : nous croyons inutile d'y insister davantage. J'observerai seulement que ce n'est qu'après la douzième année qu'il faut y exercer les enfans, ainsi qu'à la natation : bien entendu qu'il sera pris les précautions convenables et analogues à chacun de ces exercices, pour prévenir les accidens qui peuvent survenir : ce n'est pas ici le cas de parler des divers exercices qui tiennent à certains arts, tels que la guerre, la navigation, etc. Il est certain qu'on y deviendra d'autant plus adroit qu'on aura reçu une bonne première éducation physique, par l'usage des moyens que nous avons indiqués.

§ XXXIV. — *La natation.*

Il doit entrer dans l'éducation physique d'apprendre à nager ; on retirera de cet exercice, qui réunit les avantages du bain et ceux du mouvement de tous les muscles, la plus grande utilité : et n'est-ce pas d'ailleurs un très-grand talent que celui de savoir se garantir du risque de se noyer ?

Nos mœurs ne souffrent pas qu'on apprenne à nager aux filles, elles y seraient aussi aptes que les garçons ; et quoiqu'il puisse se trouver dans le cours de la vie quelque circonstance où le savoir nager pourrait leur servir, il est douteux que leur timidité naturelle et leur genre de vie ordinaire leur laissât assez de sang-froid et de courage, dans ces occasions périlleuses, pour en user utilement : aussi nous pensons qu'on ne doit pas leur donner ce genre d'exercice.

§ XXXV. — *Le chant.*

Tout ce qu'on a recommandé jusqu'ici pour bien élever un enfant, a pour but de fortifier sa constitution, et de donner en même-temps de la force aux poumons, soit comme organes de la respiration, soit comme instrumens de la voix : quelque empressé qu'on soit de voir les enfans devenir grands musiciens, il faut éviter de les fatiguer par des leçons de chant trop prolongées : il est certain qu'alors la voix s'affaiblit et même se perd, indépendamment de beaucoup d'autres inconvéniens graves qui peuvent en résulter, tandis qu'un usage modéré du chant renforce les poumons et la voix : les maîtres de chant doivent être prévenus sur ce point et surveillés.

§ XXXVI. — *Première éducation morale.*

Vers l'âge de sept à huit ans, on doit commencer à occuper un peu leur esprit ; les premiers élémens de la lecture et de l'écriture leur doivent être donnés, mais sans les fatiguer par de longues leçons ; il vaut mieux les rendre plus fréquentes : on observera, quand l'enfant est à son travail, qu'il n'ait pas la tête courbée sur la poitrine, qu'il ne demeure pas long-temps immobile sur ses pieds. Quand il écrira ou qu'il dessinera, il n'appuiera pas son corps contre la table ; cette position long-temps continuée peut nuire à la respiration, et même aux organes épigastriques (l'estomac et les autres parties qui l'avoisinent) : à cet âge, c'est toujours aux dépens du physique qu'on force l'éducation morale.

Telle est la marche qu'on doit suivre pour l'éducation physique des enfans jusqu'à la puberté, époque marquante de la vie, qui se trouve plus ou moins avancée selon le climat et la manière dont s'est passée la première enfance : alors s'opère une grande révolution ; les organes génitaux acquièrent leur parfait développement : le physique prend des formes différentes, le moral une direction nouvelle ; ce n'est plus un enfant qu'on mène à la lisière, c'est un homme qu'il faut diriger par de tout autres

moyens; c'est une femme à laquelle il faut faire
pressentir sa destinée. Que de précautions, que
de sagesse n'exige pas une telle conduite? mais
nous sommes parvenus au but que nous nous
étions proposés, et nous ne devons pas le dépasser.

§ XXXVII. — *Vaccination.*

Il y a vingt ans environ que nous aurions
engagé les parens à ne pas attendre que leurs
enfans fussent pris spontanément de la petite-
vérole, et nous les aurions fortement engagés
à les faire inoculer, quoique cette pratique
donnât quelquefois une petite-vérole abondante
et assez grave, malgré toutes les précautions
qu'on pouvait prendre pour les préparer, et
pour ne soumettre à cette opération que des
sujets bien portans; mais l'expérience avait dé-
montré qu'on courait par l'inoculation infini-
ment moins de danger que d'attendre la petite-
vérole naturelle : à plus forte raison aujourd'hui
conseillons-nous de les vacciner, et même de
bonne heure, pour ne pas les exposer à se voir
surpris par la variole; et quand celle-ci règne
dans la ville ou dans la contrée qu'on habite,
on ne doit pas hésiter à vacciner dès les premiers jours de la naissance. Je l'ai ainsi pratiqué
fort souvent, et toujours avec beaucoup de

succès ; il semble même qu'à cet âge les enfans en souffrent moins, si toutefois on peut appeler souffrir le petit mouvement de fièvre qui a lieu quelquefois vers le huitième ou neuvième jour, ainsi que la légère sensibilité qui se montre aux glandes axillaires. Il n'y a certainement aucune difficulté dans l'opération de la vaccination ; les mères ainsi que les nourrices pourraient fort bien la pratiquer elles seules, sans le danger qu'on court de confondre la fausse vaccine avec la vraie : la première ne préserve pas de la variole, et c'est ce qui a donné lieu aux assertions qu'on pouvait contracter la petite-vérole après avoir été vacciné. Il y a une vaccine volante ou fausse, comme il y a une petite-vérole fausse ou volante ; les médecins qui connaissent les vrais caractères de ces deux maladies ainsi que leur marche, sont les seuls juges compétans : ainsi, afin de ne pas demeurer dans une sécurité dangereuse, il faut toujours charger un médecin instruit de vacciner, et de suivre la marche de l'éruption jusqu'à sa dessication parfaite.

Le vulgaire est très-enclin à attribuer à la vaccine toutes les incommodités qui surviennent par la suite aux enfans, comme si elle devait préserver de toutes les maladies ! Ce préjugé est entretenu par des ignorans ou par des gens de mauvaise foi, et ennemis de cette précieuse découverte : il fait beaucoup de mal à sa propagation ; mais un peu de réflexion et la confiance qu'on porte à son médecin, si toutefois on est conséquent, doit facilement le détruire.

Comment peut-il se faire que malgré l'assentiment de tout le monde connu, malgré les exemples sans nombre d'enfans vaccinés et préservés sous nos yeux de la petite-vérole, cruelle et dégoûtante maladie, dont une épidémie ravage en ce moment la contrée où j'écris, on trouve tant de parens assez aveuglés par le préjugé, ou par le conseil d'hommes ignares ou perfides, pour repousser ce moyen qu'on peut regarder avec grande raison comme un présent des cieux, et pour exposer leurs enfans à une maladie toujours cruelle, souvent dangereuse, qui du moins altère et déforme le plus souvent les traits d'une figure agréable. Quelles sont vaines les raisons qu'on allègue pour fomenter cette fatale insouciance ! tantôt, c'est parce qu'il faut que le corps s'épure, comme si nous portions les germes de la variole en venant au monde ! tandis qu'il est prouvé jusqu'à l'évidence, qu'elle n'a pas été toujours connue en Europe, et qu'elle est une maladie contagieuse : tantôt, c'est parce qu'on va contre les décrets de la providence,

que de chercher à se préserver des maux qu'elle
nous destine : en ce cas, peut-on leur répondre,
pourquoi cherchez-vous à vous guérir des maladies accidentelles, et que n'attendez-vous avec
résignation leur issue sans faire aucun remède ?
Pourquoi, peut-on leur dire encore, chercher
à vous préserver en hiver des rhumes et des
fluxions par des habits chauds, et par toutes les
précautions que vous prenez contre le froid et
l'humidité ? etc. etc. On voit combien sont
futiles leurs objections, et quelle est la faiblesse et l'aveuglement de ceux qui s'y arrêtent!
Oh ! vous, pour qui la santé et le bonheur de
vos enfans est le souverain bien, mères tendres,
pourquoi dans cette circonstance ne donneriez-
vous pas à vos médecins la même confiance que
lorsque dans vos maladies vous leur abandonnez
vos jours et ceux de ce que vous avez de plus
cher ! Il n'en est aucun qui ne vous donne
l'exemple en vaccinant lui-même ses enfans,
et qui n'étaie sa conduite et ses conseils sur des
faits innombrables, tous, tous sans exception,
incontestables. Que ne suis-je doué de cette
éloquence entraînante de l'auteur de l'Emile!
à sa voix vous vous êtes décidées à nourrir vous-
mêmes vos enfans, et à les débarrasser des en-
traves des maillots ; à la mienne, vous ne leur
refuseriez pas l'heureux préservatif de la plus

cruelle maladie, et cette nouvelle preuve de votre tendresse éclairée.

§ XXXVIII. — *Affections maladives que les mères et nourrices s'arrogent le droit de traiter.*

Tant que les enfans demeurent sous la direction et la dépendance des mères et des nourrices, ils sont exposés au danger d'être traités par elles de certaines affections maladives que l'usage et le préjugé ont mis dans leurs attributions, presque à l'exclusion des hommes de l'art : on sentira combien de conséquences funestes peuvent résulter d'une telle conduite, bien plus à leur égard qu'à celui des personnes plus âgées; si on fait attention qu'indépendamment de ce que les enfans dans le premier âge ne savent pas désigner la partie dont ils souffrent, le pouls, qui chez eux a une très-grande vîtesse, est un signe de moins sur lequel on puisse asseoir la connaissance de la fièvre et la nature de leurs affections : leur sensibilité et leur irritabilité excessives demandent, de la part du médecin, des modifications sans nombre dans les moyens de guérison; ce que l'on ne peut obtenir que de la connaissance profonde de leur manière d'être en santé, et d'une expérience consommée dans le traitement de leurs maladies : de-là vient que la médecine des enfans est la plus difficile, et par conséquent celle où les personnes qui ne sont pas versées dans l'art de guérir peuvent commettre les erreurs les plus multipliées et les plus funestes.

En signalant les maladies qui ont été mises si abusivement dans cette catégorie, je cherche à détruire ce préjugé; mais je m'abstiendrai scrupuleusement d'en indiquer les moyens curatifs, parce qu'il n'en est pas qu'on puisse généraliser, et le choix parmi ceux qu'on pourrait désigner n'est que du ressort des médecins: c'est à eux seuls qu'il appartient de caractériser les maladies, et par conséquent d'en déterminer le traitement.

§ XXXIX. — *Affaiblissement subit.*

Il survient quelquefois aux nouveaux-nés sans cause connue un affaiblissement subit qui flétrit, ride et pâlit leur visage; les yeux sont éteints et les extrémités froides; ils ne prennent le téton qu'avec peine, ou ne le prennent pas : c'est ici le cas de déroger à notre règle, et de se hâter, en attendant les secours de l'homme de l'art qu'il faut mander de suite, de ranimer ces frêles créatures avec quelque cordial, comme un peu d'eau vineuse, de l'eau de cannelle, un peu de lait de la mère, ou du bouillon qu'on fait prendre avec la cuiller; il faut les frictionner avec des substances aromatiques, comme l'eau des Carmes tiède, la vapeur du succin dont on imprègne un linge ou de la laine ; on les réchauffe en les serrant contre le sein de la mère, dont la chaleur douce et vivifiante aura de meilleurs résultats que celle qu'on applique au moyen de linges chauds ou autrement ; il faut néanmoins l'employer en même temps.

§ XL. — *L'ictère ou la jaunisse.*

L'ictère ou la jaunisse des nouveaux-nés ne dépend pas toujours de la même cause : tantôt, c'est de la stagnation du méconium dans les intestins, ou de son évacuation incomplète ; tantôt, c'est du spasme ou de l'obstruction des organes biliaires ; quelquefois, c'est par l'effet sympathique de l'état du cerveau trop comprimé dans le travail de l'enfantement, ou par les mauvaises manipulations qu'on a pu mettre en usage, qu'elle a lieu : dans d'autres circonstances, c'est la suite d'un bain froid, etc. etc. On voit bien, d'après ces aperçus, que ce ne peut être que le médecin qui détermine de quelle cause dépend le cas qui se présente, quels sont les remèdes qui conviennent, ou s'il faut attendre la guérison de la seule nature.

§ XLI. — *Tranchées ou coliques.*

On peut en dire autant des tranchées, cause si fréquente des cris des enfans; si tous ceux qui jettent des cris avaient réellement des affec-tions maladives dans les intestins, il n'y aurait pas d'enfant bien portant : il faut si peu de chose pour les faire crier et couler leurs larmes ! Mais lorsqu'un enfant tète bien, que ses selles sont naturelles, assez régulières, et que le ventre est souple, on ne doit pas trop s'inquiéter de leurs cris, si d'ailleurs ils sont dans l'état de propreté et de liberté où on doit les tenir dans leurs langes : qu'on se garde donc bien de les droguer sous ces vains prétextes; mais s'il est des circonstances qui exigent l'emploi de quel-ques remèdes, ce n'est ni à la mère ni à la nourrice à le décider.

§ XLII. — *Vers.*

C'est à la présence des vers qu'on attribue la plupart des incommodités des enfans; il faut convenir que cette cause est fréquente, ou que les vers se compliquent très-souvent avec leurs maladies; mais on doit savoir que tant que les enfans tètent, et qu'ils n'ont pris que le lait de leur nourrice, ils ont rarement des vers. Lors donc qu'il y a lieu d'en soupçonner l'existence, et cette connaissance n'est pas facile à obtenir, car il faut une grande habitude, le médecin doit choisir parmi l'innombrable quantité de vermifuges, que le vulgaire emploie à tort et à travers, ceux dont il convient d'user dans le cas qui se présente, ou comme remède principal, ou comme accessoire : que l'on s'abstienne donc, non-seulement de tout remède proprement dit, mais aussi de toutes les applications et amulettes aussi ridicules qu'insignifiantes, qui ont au moins l'inconvénient de faire négliger ce qui conviendrait, et de laisser à la maladie le temps de faire des progrès. Il arrive souvent que les vers se montrant dans le cours d'une maladie grave, on néglige le traitement de la maladie primitive et essentielle pour ne songer qu'à s'opposer aux vers, dont un seul peut-être a fait prendre le change et perdre un temps précieux, souvent irréparable.

§ XLIII. — *Rhume.*

On doit s'occuper à soigner les rhumes dès leur commencement. C'est toujours une affection qui, par sa prolongation, fatigue l'organe pulmonaire, et peut devenir une maladie dangereuse, ou en être même le commencement ; par exemple, le catarrhe suffoquant prélude par une toux légère qui s'aggrave, et tue l'enfant

dans les bras de sa mère avant qu'elle ait soup-
çonné le danger. Le croup n'est pas moins
perfide; une toux, légère d'abord et à longs
intervalles, plus fréquente pendant la nuit, avec
une rémission presque complète le lendemain,
a une terminaison funeste dans très-peu de
jours, si on n'en aperçoit pas la nature et qu'on
n'y apporte un très-prompt secours : que de
regrets ne laisse pas la manie de donner des
remèdes insignifians, et la négligence d'appeler
dès le principe des hommes instruits! Il en est
de même de la coqueluche, quoique moins
promptement meurtrière.

§ XLIV. — *Hoquet.*

Il faut bien distinguer le hoquet qui survient
quand l'enfant est à jeûn, de celui qui a lieu
après qu'il a tété : le premier, surtout s'il est
avec assoupissement, est signe de maladie; le
second est sans conséquence.

§ XLV. — *Millet, ou Muguet.*

Les enfans, ceux principalement qui sont à
la mamelle, ont assez fréquemment à la bouche
une éruption de boutons blancs très-ressemblans
au petit millet dont elle a tiré son nom; ils sont
accompagnés d'inflammation, etc. Ce n'est pas
lorsque cette maladie, quelquefois très-meur-

trière, à pris un certain degré d'intensité, qu'on a besoin d'engager les mères à demander les secours de l'art ; mais comme elle est quelquefois légère, qu'elle se dissipe facilement ou par le lait seul de la mère ou par quelques lotions adoucissantes, on la néglige ordinairement, dans la croyance qu'elle guérira sans médicamens : il résulte quelquefois de-là qu'elle acquiert un tel degré d'intensité, que la vie de l'enfant se trouve en danger : ce qu'on aurait prévenu par les soins d'un médecin éclairé. Je ne dois pas omettre que les enfans nourris par leur mère sont moins sujets au millet que ceux qui sont confiés aux nourrices ; ce mal est fréquent dans les hospices, où on rassemble plusieurs enfans à la mamelle. Les aphtes à la bouche ont à peu près la même cause, et exigent le même traitement que le millet.

§ XLVI. — *Croûtes de lait.*

Les croûtes de lait exigent un tout autre traitement que la teigne muqueuse, commune chez les enfans à la mamelle. Ces deux éruptions se ressemblent beaucoup ; aussi sont-elles confondues par les gens du peuple. Cependant elles sont bien différentes de leur nature, et exigent par conséquent des traitemens divers que le médecin doit déterminer : les imprudences dans ces circonstances ont souvent des suites fort fâcheuses.

§ XLVII. — *Poux.*

Les mères et les nourrices ne font aucune difficulté de laver la tête des enfans qui ont des poux avec la décoction de différentes plantes, telles que la staphisaigre, la cévadille, le tabac ; de l'oindre avec de l'onguent mercuriel, ou avec de la pommade dans laquelle on a incorporé quelque préparation de mercure, comme le précipité rouge (1) ou blanc (2), etc. ; mais ces moyens sont sujets à de graves inconvéniens. Comme la plupart du temps les poux doivent leur origine à la négligence dans les soins de propreté, on doit les détruire en peignant journellement les enfans avec des peignes à eux, et qui n'aient pas servi pour des étrangers à la famille. Quand on a laissé cette vermine se multiplier excessivement, ainsi que les œufs ou lentes, si les cheveux sont trop embrouillés, on les coupe, mais à deux pouces seulement de la tête, pour faciliter les soins de propreté. Nous avons déjà observé que ce n'est pas sans

(1) Muriate de mercure.

(2) Oxyde de mercure par l'acide nitrique.

quelque danger qu'on rase la tête des enfans,
et même des personnes plus âgées, en état de
maladie ou de convalescence ; mais si ces insectes
résistaient opiniâtrément aux soins de propreté,
on doit croire qu'ils dépendent d'une affection
maladive du cuir chevelu, et alors on doit avoir
recours aux secours de l'art.

§ XLVIII. — *Nouûre.*

On appelle, parmi le peuple, nouûre cet
état dans lequel l'épine du dos se dévie, où les
os longs, ceux des jambes et des cuisses, le plus
souvent, se courbent ; on ne manque pas, la
plupart du temps, de chercher à ramener la
première à sa direction naturelle par des corsets,
et à redresser les autres par des bas lacés, ou
par des machines de toutes les sortes garnies de
coussinets, de baleines, de lames d'acier armées
de vis qu'on serre journellement d'un cran,
pour forcer l'épine ou les os à reprendre insensiblement leur direction naturelle ; mais c'est
toujours avec un résultat opposé à celui qu'on
cherche. Il n'est pas de médecin instruit qui ne
s'oppose à cette pratique vraiment nuisible ;
mais très-souvent ses avis ne sont pas suivis ;
et si ces machines ont eu quelques instans de
faveur, on en a bientôt reconnu l'inutilité et
même les mauvais effets. Dès qu'on s'aperçoit

de ces sortes de déviations, on doit avoir recours à des moyens médicaux ; dans aucun cas, les conseils d'un médecin instruit ne sont plus nécessaires : il arrêtera les progrès du mal par le traitement convenable, s'il ne peut en effacer toutes les traces. La moindre négligence, ou des moyens mal entendus, occasioneront irrévocablement la gibosité ou la claudication, et les autres désordres causés par le rachitis.

§ XLIX. — *Incontinence d'urine pendant la nuit.*

Vers la fin de la première année, les enfans apprennent à retenir dans le jour leur urine et les excrémens, et ils demandent à pourvoir à leurs besoins. Un peu plus tard, ils ne se salissent pas pendant la nuit ; mais il arrive que vers les quatre à cinq ans, et même plus tard, ils lâchent leur urine pendant leur sommeil : cela s'observe plus fréquemment entre la première et seconde dentition. Cette incommodité, qui est réelle, est souvent taxée de paresse ; alors les menaces, souvent les punitions, ne sont pas épargnées. Il faut sans doute, dans cette dernière supposition, agir fortement sur l'imagination, afin que l'enfant surmonte sa nonchalance, si elle est réelle, sans cependant le maltraiter ; mais il arrive qu'il existe un état maladif de la vessie, qui est la cause de cette émission involontaire. Il faut d'abord lui

donner des couvertures plus chaudes, afin que
la transpiration étant plus abondante, l'urine le
soit moins, et que le besoin de la rendre soit
moins fréquent; et puis, sans s'amuser à tour-
menter l'enfant, on prend les avis du médecin
qui prescrira ce qu'il croira réellement nécessaire.

§ L. — *Abus des exutoires.*

Il existe un préjugé fort répandu, qui persuade que les enfans doivent toujours *épurer
leur sang et leurs humeurs* par l'éruption des
croûtes laiteuses; c'est ce qu'on appelle vulgai-
rement jeter sa gourme. Cette éruption se fait
au visage ou sur la tête; mais elle n'est pas
inhérente à la nature des enfans. C'est une vraie
maladie dépendante de diverses causes qui ne
sauraient être appréciées que par le médecin,
et traitées par lui avec la prudence convenable,
afin qu'elle ne soit pas répercutée et portée sur
quelque organe essentiel, au péril de la vie.
Beaucoup de mères, aveuglément trop précau-
tionnées, veulent suppléer à ces éruptions,
quand elles n'ont pas lieu, par des exutoires ou
des cautères qui jettent ces pauvres enfans dans
des souffrances continuelles; elles les privent,
par cet écoulement, du produit le plus substantiel de la nutrition, s'opposent à leur accrois-

sement, les rendent pâles, maigres, et dans un
état habituel de malaise. Il est des cas, sans
doute, où il faut prévenir la métastase imminente, ou l'afflux de quelque humeur viciée sur
des parties nobles, en établissant sur la peau un
point d'irritation et une évacuation ; mais ce ne
doit pas être un moyen banal applicable à tout
propos, et selon l'idée et le caprice des commères conseillères. Il n'est donné qu'aux gens
de l'art d'en préciser le besoin, et de déterminer
le lieu de l'application : ce qui est beaucoup plus
important qu'on ne saurait le penser. Je puis
assurer d'avoir vu beaucoup de résultats fâcheux
de cette pratique routinière, et d'avoir rendu,
par la seule suppression de ces stigmates funestes, faite avec les précautions requises, la
santé, avec un teint fleuri et vermeil, à des
enfans qu'on avait ainsi déflorés.

Nous avons parcouru la période de la vie qui
s'étend depuis la naissance jusqu'à la puberté.
Alors l'enfant cesse d'être enfant ; il se développe
chez lui des traits qu'il est impossible de mécon-
naître, et qui ne sont pas ceux de l'enfance.
Jusqu'à ce moment, nous n'avons pas cru essentiel de faire beaucoup de différence des sexes ;
mais une toute autre conduite devient ici nécessaire. Les mères qui se dévoueront à la première

éducation physique de leurs enfans trouveront dans cet écrit ce qu'elles doivent faire à chaque heure du jour et de la nuit, tant pour elles que pour leurs nourrissons, pendant le temps qu'ils seront sous leur direction particulière ; mais nous n'aurions pas cru avoir rempli notre tâche, si nous ne leur avions en même-temps signalé les erreurs et les préjugés qui contrarient si souvent les préceptes les plus sages et les mesures les mieux prises. C'est ce que nous avons tâché de faire avec clarté et avec assez de détail, sans tomber dans le prolixe, pour qu'elles soient capables de donner à leurs enfans une éducation physique, telle qu'ils puissent fournir heureusement leur carrière, et qu'elles obtiennent, par-là, la plus douce récompense de leurs soins maternels.

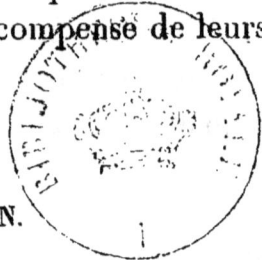

FIN.

www.ingramcontent.com/pod-product-compliance
Lightning Source LLC
Chambersburg PA
CBHW071525200326
41519CB00019B/6073